AF309439

ÉTUDES CLINIQUES

SUR LA

POURRITURE D'HOPITAL

OU

TYPHUS DES PLAIES,

OBSERVATIONS PRISES A CONSTANTINOPLE, A L'HÔPITAL MILITAIRE DE L'ÉCOLE PRÉPARATOIRE, DU MOIS DE MARS AU MOIS D'AOÛT 1855 ; ET A L'HÔPITAL DE CANLIDJÉ, SUR LE BOSPHORE, DU MOIS D'AOÛT 1855 AU 15 JUIN 1856,

PAR

M. LE DOCTEUR MARMY,

DE COLIGNY (AIN),

médecin-major de première classe à l'hôpital militaire de Lyon, ex-médecin en chef de l'ambulance du quartier-général en Crimée, ex-médecin en chef des hôpitaux de l'École préparatoire et de Canlidjé à Constantinople, lauréat du Val-de-Grâce, chevalier de la Légion d'Honneur, décoré de l'ordre de Medjidié de 4ᵉ classe, membre correspondant de la Société anatomique de Paris, de la Société de médecine de Strasbourg, de la Société impériale de médecine de Constantinople, de la Société d'émulation de l'Ain.

***

STRASBOURG,

IMPRIMERIE DE G. SILBERMANN, PLACE SAINT-THOMAS, 3.

1857.

ÉTUDES CLINIQUES

SUR LA

POURRITURE D'HOPITAL

OU

TYPHUS DES PLAIES.

DE LA POURRITURE D'HÔPITAL OU TYPHUS DES PLAIES.

Synonymie : Gangrène humide des hôpitaux, ulcère gangréneux, gangrène nosocomiale, gangrène contagieuse, gangrène phagédénique, typhus traumatique, pourriture d'hôpital. Telles sont les diverses appellations sous lesquelles, depuis 1780, les médecins anglais, allemands, italiens, français ont décrit le même fait pathologique. La pourriture d'hôpital a été observée dans les hôpitaux, en dehors des conditions de guerre, de même que le typhus. Mais c'est surtout à la suite de grandes guerres que DELPECH, AUBRY, LESLIE, RENARD, etc., nous ont tracé les tableaux pathologiques qui encore aujourd'hui font loi dans la science.

Le nom de typhus des plaies, de typhus traumatique qu'OLLIVIER a donné à la pourriture d'hôpital me paraît préférable à tout autre, par la raison que les mêmes

1.

conditions hygiéniques et pathologiques dans lesquelles on voit se développer le typhus des armées, président aussi au développement de la pourriture d'hôpital.

Quant à la dénomination de pourriture d'hôpital, elle a l'avantage d'être très-générale, très-vulgaire, et de n'impliquer aucune idée théorique.

En Crimée, à Constantinople, la pourriture d'hôpital a précédé l'apparition du typhus épidémique ; un lien doit unir entre elles ces deux entités pathologiques ; nous citerons quelques faits qui tendent à le prouver.

Avant d'entrer en matière, il nous paraît indispensable de donner une esquisse rapide du théâtre sur lequel nos observations ont été prises. Quelques faits dont j'ai été témoin, mes conversations avec quelques-uns de mes collègues des autres hôpitaux, m'ont prouvé que la maladie, bien qu'identique, ne s'est pas toujours montrée la même dans tous nos hôpitaux, bien qu'ils ne fussent pas très-éloignés les uns des autres.

L'hôpital militaire de l'École préparatoire, installé au commencement du mois de mars 1855, reçut le 6 du même mois ses premiers malades venant de Crimée : un tiers était composé de blessés et deux tiers étaient atteints de maladies internes.

L'installation de cet hôpital avait été faite dans un vaste bâtiment qui, auparavant, avait servi d'école préparatoire pour les jeunes gens destinés à l'école militaire.

Placé sur la hauteur qui domine le nouveau palais de Dolma-Batchè, Bésicktachi et le Bosphore, cet hôpital se trouvait dans d'excellentes conditions d'aération, isolé qu'il était de toute autre habitation. Deux carrés de 120 mètres de côté, ayant un côté commun, représentent assez bien la disposition générale des bâtiments. Salles très-larges, à plafond élevé, dans la partie nord, salles longues, étroites et basses dans les autres parties, croisées nombreuses s'ouvrant sur la route de Dolma-Batchè, et intérieurement sur une cour spacieuse et sur un jardin planté d'arbres fruitiers et de fleurs ; au milieu du jardin un large bassin d'eau douce sans cesse renouvelée, au moyen de canaux qui vont se distribuer dans tout l'établissement, galeries coúvertes servant de promenoir, tel est l'exposé rapide de la disposition de ce nouvel hôpital, auquel on n'a à reprocher que la vétusté du bâtiment, le peu d'élévation du plafond de quelques salles et la construction vicieuse des lieux d'aisances.

La pharmacie, les magasins, la cuisine, etc., sont établis dans de très-bonnes conditions. Je tenais à donner une idée générale de cette installation nouvelle, et à faire connaître son occupation précédente par des élèves de dix à seize ans. Ces notions nous permettront de mieux apprécier les faits qui se rattachent à l'étude de la pourriture d'hôpital et du typhus, ces deux fléaux qui ont sévi si cruellement sur notre armée d'Orient.

Qu'il me soit permis ici de payer un tribut d'admiration respectueuse aux bonnes sœurs de Saint-Vincent-de-Paul, dont les soins dévoués aux malades nous ont si puissamment aidés dans notre tâche laborieuse. L'une d'elles, sœur Marie, qui nous assistait dans tous nos pansements, est allée recevoir au ciel la récompense de ses vertus, comme plus tard, à Canlidjé, sœur Delphine expirant au milieu de nos cholériques. Je ne puis m'empêcher non plus de donner des larmes de regret à deux de mes aides-majors, MM. SAGNE et FOURNIER, qui, dans la suite, ont succombé victimes de leur zèle et de leur dévouement aux malades. Je dois à ces deux excellents collaborateurs une grande partie des documents qui m'ont servi à établir ce mémoire.

Mouvement des malades traités à l'hôpital de l'École préparatoire, du 6 mars au 1ᵉʳ août 1855.

		MARS.		AVRIL.		MAI.		JUIN.		JUILLET.	
Entrés . .	B.	84	} 457	118	} 256	109	} 213	111	} 443	66	} 178
	F.	373		138		104		332		112	
Sortis . .	B.	12	} 113	50	} 175	47	} 165	92	} 342	117	} 121
	F.	101		125		118		250		4	
Morts . .	B.	1	} 50	10	} 57	19	} 58	23	} 38	20	} 26
	F.	49		47		39		15		6	

Total général.

	Entrés.	Sortis.	Morts.	En traitement.
Blessés . .	488	318	73	97
Fiévreux .	1059	598	156	305
	1547	916	229	402

La catégorie des blessés ne comprend que des blessés par armes de guerre, et 57 cas de congélation à des degrés divers.

Il résulte de ce premier tableau, que le chiffre de la mortalité chez les fiévreux est allé en décroissant, du mois de mars au mois d'août, tandis que pour les blessés le chiffre de la mortalité a augmenté d'une manière manifeste.

Ce fait ne saurait être attribué à la présence de la pourriture, mais bien à la nature des blessures qui devenaient plus graves à mesure que, par les travaux du siége, nos tranchées s'approchaient davantage de la ville.

Tableau pour les blessés atteints par la pourriture d'hôpital :

    Mars. . . . .   20 sur 84 = 1/5 environ.
    Avril . . . .   97 sur 118 = 6/7   »
    Mai . . . .   65 sur 119 = 4/7   »
    Juin. . . . .   36 sur 111 = 1/3   »
    Juillet. . . . . . .   8 sur 66 = 1/8   »

En regard de ce tableau, plaçons celui des maladies internes par genre et par mois.

GENRE DE MALADIES.	MARS.	AVRIL.	MAI.	JUIN.	JUILLET.
Fièvres intermitt.	2	3	5	30	20
» rémittent.	»	1	10	27	15
» typhoïdes	25	13	15	17	6
Diarrhées	7	6	9	60	16
Dyssenteries . .	16	15	17	47	8
Choléra	9	»	»	»	»
Scorbut.	186	53	30	26	7
Autres fiévreux .	128	47	18	125	40
Totaux. . . .	373	138	104	332	112

Dans le chiffre des scorbutiques nous trouvons à peu près la même décroissance que pour les pourritures d'hôpital ; nous verrons plus tard, en parlant du typhus, que si le scorbut n'en est pas le générateur, il est du moins, de toutes les affectious internes, le plus propice au développement de l'infection typhique. Nous constatons aussi que, sous l'influence des chaleurs de l'été, le chiffre des pourritures d'hôpital a diminué ; à ce moment, les moyens de ventilation sont faciles, ainsi que le lavage des salles ; tous les malades qui peuvent se lever durant la journée, sortent dans les cours, dans les jardins, et l'on peut faire transporter en plein air, sur des brancards, les malades qui ne sont point en état de marcher. C'est là une pratique qui nous a donné de très-bons résultats. Nous avions au milieu du jardin un bassin rempli d'eau, ombragé par des pins; chaque jour on transportait sur des brancards, autour de ce bassin, une dizaine de malades désignés chaque matin; suivant les indications, on les mettait à l'ombre ou on les exposait au soleil. La durée du séjour en plein air était fixée. Chez nos scorbutiques, chez quelques-uns de nos blessés graves, ce moyen m'a paru avoir contribué à des succès inespérés; ce transport des malades en plein air, tout en étant favorable aux individus, offrait aussi l'avantage de permettre une large aération dans les salles presque vides, ainsi que l'exécution d'autres soins hygiéniques.

Durant le mois de mars, notre hôpital a reçu 457 malades en deux évacuations venant de Crimée, 84 blessés et 573 fiévreux; sur ce chiffre nous avons perdu durant le mois, 49 fiévreux et seulement 1 blessé; 113 malades sont sortis après guérison; le repos, une bonne nourriture ont suffi pour la guérison de beaucoup.

Aucun de nos blessés, à son entrée à l'hôpital, n'a présenté la pourriture d'hôpital. Toutes les pièces à pansement étaient très-souillées, les pansements n'ayant pas été renouvelés depuis quatre ou cinq jours, durée de la traversée, ils exhalaient une odeur infecte, les hommes étaient couverts de vermine; faire déshabiller complétement ces malades, enlever tous leurs effets des salles, telle était la première indication à remplir; cela était exécuté aussi rapidement que possible; du café à chaque malade, puis du repos pendant une heure; seulement alors on procédait à une visite attentive de tous les malades et au pansement des plaies.

Il m'est impossible de décrire l'état misérable dans lequel se trouvaient toutes ces larges blessures, tous ces moignons recouverts de linge, de charpie en putréfaction. Après avoir tout nettoyé, nous trouvions des surfaces suppurantes en assez bon état; mais la peau tout autour des plaies avait une teinte érysipélateuse, suite de la macération par des liquides de différente nature, soit la suppuration, soit l'eau de mer, l'eau de pluie ou l'urine.

Quoi qu'il en soit, jusqu'au 16 mars, c'est-à-dire dix jours après l'arrivée de nos premiers malades, nous n'avions eu aucun cas de pourriture d'hôpital.

A la visite du 16, nous avons remarqué que plusieurs des plaies étaient devenues douloureuses; ce jour même nous avions perdu un blessé en quelques heures. Violent mal de tête, stupeur, vomissements, frissons et mort; nous rapporterons plus loin cette observation, qui ne ressemble en rien aux cas de typhus observés à la fin de 1855, mais qui me paraît devoir être englobée dans l'histoire du typhus et de la pourriture d'hôpital.

Si nos premiers blessés ne nous ont présenté aucun exemple de pourriture au moment de leur arrivée dans notre hôpital, les choses ne se sont pas toujours passées de la même manière; plus tard nous avons trouvé ces accidents déjà en pleine voie d'évolution, en les recevant de Crimée.

C'est donc dans nos salles récemment affectées au service des malades que j'ai vu les premiers cas de pourriture d'hôpital se produire; je dois dire que déjà depuis longtemps cette maladie existait dans d'autres hôpitaux, notamment à Péra. En second lieu, les navires venant de Crimée nous ont apporté plus tard des blessés déjà atteints de la pourriture d'hôpital. Cependant, en Crimée, si j'avais vu des suppurations de mauvaise nature, je n'avais vu aucun cas de pourriture d'hôpital ; et des lettres m'ont appris qu'à ce moment et jusqu'au mois de juin on n'avait pas eu d'exemple de pourriture d'hôpital. Force nous est donc de conclure que la maladie se produisait ou dans nos salles ou à bord des navires, ou enfin dans les deux points. Pour nos salles, on ne pouvait invoquer une infection antérieure, les bâtiments n'avaient été habités que par des enfants ou des jeunes gens en bonne santé.

La maladie résultait donc de l'encombrement actuel par des blessés ou d'un germe d'infection puisé à bord des bâtiments de transport.

Tout en admettant l'influence de l'encombrement de nos salles sur le développement de la pourriture d'hôpital, nous pensons que les traversées de Crimée à Constantinople doivent être regardées comme le foyer principal d'où le mal partait. Plus tard, quand les blessés on fait défaut, c'est aussi à bord des navires que nous avons vu le typhus prendre une suractivité remarquable.

Les conditions hygiéniques dans lesquelles se faisaient les traversées étaient des plus mauvaises. Un nombre considérable de blessés et de malades de tout genre étaient accumulés dans un espace très-restreint, mal aéré, privé de lumière. Au médecin qui accompagnait les évacuations de malades il était impossible de renouveler les pansements durant la traversée, vu le grand nombre de blessés, la gravité des blessures, le défaut d'aides et la position des malades couchés pêle-mêle dans les faux-ponts, les entreponts, les batteries, etc.

La durée de la traversée, jusqu'à l'arrivée dans les hôpitaux de Constantinople, était de trois à quatre jours pour les plus heureux, quelquefois de huit jours. Ainsi, défaut de pansements réguliers, accumulation d'un grand nombre de blessés dans un local sombre, mal ventilé, humide, froid, nourriture grossière : telles étaient les conditions fâcheuses au milieu desquelles se trouvaient placés nos blessés à bord des navires qui les amenaient à Constantinople.

Ajoutez à cela que les mêmes navires, obligés de faire sans cesse ces transports, après plusieurs traversées, finissaient par être un véritable foyer d'infection, malgré les soins d'assainissement employés.

On m'a assuré avoir vu des exemples de pourriture d'hôpital dans les hôpitaux de Constantinople, même chez les blessés envoyés du champ de bataille de l'Alma. Cette question d'étiologie me paraît donc bien établie, le typhus des plaies se développe dans les locaux encombrés par un grand nombre de malades. Le défaut de soins, de propreté, la mauvaise nourriture, etc., sont des auxiliaires puissants de cette première cause.

Influence de la chaleur et du froid sur le développement de la pourriture.

Nous avons vu que la plus forte proportion de malades atteints de pourriture d'hôpital se trouvait au mois d'avril (temps pluvieux, froid et humide), puis que cette proportion va en diminuant à mesure que la température s'élève. Ceci prouverait que la chaleur, bien loin d'aider à la propagation du mal, y apporte un frein. Mais la question est complexe ; outre la question de température, nous retrouvons des modifications d'alimentation, d'aération, de lumière, etc., produites par l'évolution des saisons printanière et estivale ; il devient très-difficile d'isoler l'action de chacun de ces agents.

Cependant, nous pouvons dire que la pourriture d'hôpital n'a pas présenté les mêmes caractères pathologiques
pendant l'hiver et pendant l'été. En été, la marche des
accidents a été plus lente, les récidives plus fréquentes,
la généralité des atteintes moins grave que pendant l'hiver, mais aussi les succès moins rapides.

En 1855, les mois de mars et d'avril ont été très-hu-
mides, la température a varié entre +4 et 8 degrés ; on
conçoit que dans ces conditions les malades quittent peu
leurs lits ou qu'ils restent dans les salles, occupés à se
chauffer.

De là des difficultés dans l'exécution des diverses mesures hygiéniques et encombrement permanent des salles.
Le froid, dans cette circonstance, a une influence indi-
recte. Mais son influence directe existe pour ce qui regarde les blessures en général, lesquelles guérissent
moins rapidement en hiver qu'en été, mieux dans les
pays chauds que dans les pays froids; c'est là un fait
d'observation ancienne que l'Afrique nous démontre tous
les jours.

On peut définir la pourriture d'hôpital ou le typhus
des plaies une modification spéciale des plaies, modification dont les caractères pathologiques offrent un mélange
des caractères de la gangrène humide et de l'ulcération.
Voici pour le fait local ; mais nous admettons encore que
cette modification des plaies se produit sous l'influence
d'un empoisonnement général de nature typhique.

La pourriture d'hôpital, au point de vue local, s'est
présenté à nous sous plusieurs formes, que cependant
nous croyons pouvoir réduire à deux :

1° La forme ulcérante gangréneuse,

2° La forme ulcérante avec exsudation couenneuse.

La première forme a été observée en mars, avril, mai et juin, puis on est passé à la deuxième forme, qui a persisté pendant le restant de l'été et l'automne ; l'hiver suivant l'a modifiée un peu, en lui imprimant une tendance marquée aux hémorrhagies capillaires, ce qui m'avait amené à faire une troisième forme de pourriture d'hôpital dite hémorrhagique. Mais, en examinant mieux la surface des plaies, j'ai vu qu'à côté des bourgeons hémorrhagiques il existait encore des ulcérations grisâtres avec exsudations plus ou moins épaisses, parsemées de stries rouges.

Nous pensons donc devoir rester dans notre division très-générale de la pourriture d'hôpital en deux formes principales.

Nous ferons observer que, durant le second hiver, le nombre de blessés nouveaux était très-restreint, tandis qu'il nous restait encore un assez grand nombre de nos blessures anciennes, les plus graves.

1º Du typhus des plaies à forme ulcérante gangréneuse.

Cette forme s'est présentée à nous, à l'hôpital de l'École préparatoire, dix jours après l'arrivée de nos premiers blessés.

Phénomènes locaux. Le début a eu lieu le plus souvent le soir ou durant la nuit. Le premier symptôme local est une douleur vive, âcre dans la plaie, douleur assez intense pour causer de l'insomnie. Le matin suivant, la plaie, laissée la veille en bon état, présente une tuméfaction de ses bords avec une zone érysipélateuse périphérique de 3 ou 4 centimètres de large. Induration profonde correspondante à cette zone.

La surface de la plaie est d'un jaune sale, sans fausse membrane.

Dans la cicatrisation des plaies en général , il semble se faire un mouvement vital concentrique; dans le typhus des plaies , ce mouvement devient excentrique ; en une nuit , la plaie a quelquefois doublé d'étendue, les bords, épais, rouges, sont déjetés en dehors.

Le deuxième jour, la rougeur et l'induration des bords augmentent ; la coloration de la surface de la plaie, primitivement d'un jaune sale, a pris une nuance d'un gris d'ardoise , çà et là on rencontre des grumeaux de matière caséeuse blanche ou noire.

Par le lavage on entraîne d'abord cette matière caséeuse, plus un liquide sanieux gris qui paraît contenu dans les utricules mortifiées du tissu cellulaire, de telle sorte qu'après des lavages réitérés la surface de la plaie semble couverte d'une sorte de peluche grise, très-fine; ces filaments sont les fibres très-divisées du tissu-cellulaire. Le mal ne se borne pas à la surface de la plaie; le troisième et le quatrième jour on voit les accidents locaux , que nous venons de décrire , se produire profondément dans les interstices musculaires, dans le tissu cellulaire sous-dermique , le long du trajet des vaisseaux. Cet état de choses persiste un jour ou deux et même davantage. Alors, sous l'influence du traitement , ou par les efforts seuls de la nature, il se fait une élimination rapide des parties mortifiées, qui sont entraînées par le lavage. Des bourgeons charnues roses apparaissent sur toute la plaie ; on dirait celle-ci douée d'une suractivité cicatrisante. Tous les phénomènes de la cicatrisation se succèdent avec la plus grande rapidité. Quelques jours suffisent pour combler des vides, des pertes de substance quelquefois très-considérables. Telle est la marche la plus simple, la plus heureuse de cette forme de typhus des plaies. L'organisme tout entier paraît étranger aux phénomènes locaux. Mais il n'en est pas toujours ainsi, le plus souvent des accidents généraux très-réguliers précédent, le plus souvent suivent quelquefois l'apparition du typhus des plaies.

Typhus des plaies. Forme ulcérante gangréneuse, sans réaction morbide générale bien appréciable.

Ces cas n'ont pas été rares.

Obs. Iʳᵉ. Schwartz, fusilier au 7ᵉ léger, âgé de vingt-trois ans, brun, fortement musclé, atteint d'un coup de feu à la poitrine (plaie non pénétrante).

Deux ouvertures, l'une au-dessus, l'autre au-dessous du mamelon droit; trajet sous-cutané de la balle, 8 centimètres de long. Ce malade est entré à l'hôpital de l'École préparatoire le 6 mars; blessure datant de dix jours.

Chairs rosées, en voie de cicatrisation; une plaie présente la largeur d'une pièce de 5 fr., l'autre n'est pas plus large qu'une pièce de 1 fr.

Le trajet de la balle paraît cicatrisé; pansement simple; alimentation substantielle, vin, café. Tout se passe bien jusqu'au 17 mars : le matin, à la visite, le blessé se plaint de n'avoir pas dormi, d'avoir éprouvé une douleur brûlante sur ses plaies.

Celles-ci sont mises à découvert : la suppuration, qui auparavant était de bonne nature et peu abondante, est devenue très-liquide et a mouillé toutes les pièces de pansement; au lieu d'un liquide crèmeux, c'est une sérosité à odeur pénétrante spéciale, que plus tard nous connaissions si bien, qu'en découvrant le lit d'un blessé, nous pouvions dire si les plaies étaient ou non atteintes de pourriture d'hôpital.

Cette odeur est bien autrement pénétrante que celle que l'on trouvait en découvrant les lits des typhiques; cependant il y a entre elles une certaine analogie : toutes deux sont spéciales et parfaitement reconnaissables.

Les bords des plaies sont épais, rouges, douloureux, légèrement déjetés en dehors. Zone érysipélateuse indurée, s'étendant à 2 ou 3 centimètres autour des plaies; coloration grise du centre des plaies. Pansement avec du jus de citron et de la poudre de quinquina et de charbon ; deux pansements par jour.

Pouls normal ; l'état de la langue n'indique aucun dérangement du côté des voies digestives.

L'appétit est bon ; même régime.

Le 18, les bords de la plaie paraissent un peu affaissés, moins de rougeur ; l'enduit gris, dont la plaie était recouverte, a augmenté d'épaisseur.

Par le lavage on enlève une sorte de putrilage caséeux nageant dans une bouillie de couleur ardoisée.

État général parfait ; même régime, même pansement.

Le 19, les bords de la plaie se sont affaissés, et au-dessous de la peau, à une profondeur de 2 et 3 centimètres, se trouvent des portions de tissu cellulaire entièrement sphacelées que je retire avec des pinces : cela produit un petit décollement périphérique ; après le lavage, la surface de la plaie, sans être parfaitement nette, présente quelques points rosés.

Pansement avec la poudre de quinquina et de charbon et un plumasseau de charpie ; le pansement est arrosé avec une lotion d'eau légèrement chlorurée.

Le 20, la plaie se déterge.

Le 21, les bords des plaies ont déjà contracté des adhérences. La surface des plaies est rosée et semble déjà avoir beaucoup diminué d'étendue.

Le 5 avril, la cicatrisation est complète.

Ici tout s'est borné à des accidents locaux qui ont suivi une marche très-simple, très-régulière ; pendant tout ce temps, nous n'avons trouvé aucune raison de modifier le régime alimentaire, qui est toujours resté abondant et tonique.

Pourquoi ne pas considérer ces accidents locaux comme placés sous la dépendance d'un empoisonnement? A cause de l'absence de symptômes morbides généraux appréciables. Cela ne nous paraît pas une raison absolue. Ne peut-on pas admettre aussi que les voies naturelles ont suffi en grande partie pour l'élimination du principe morbide, et la plaie est entrée pour une bonne part dans cette élimination, et qu'elles ont peut-être aidé au maintien de l'harmonie des fonctions de l'organisme?

Pour nous, qui n'avions pas de plaie et qui passions douze heures par jour dans les salles, il faut bien admettre aussi un empoisonnement dont l'élimination se faisait par les sécrétions naturelles. Ceux chez lesquels les voies naturelles ont été insuffisantes à l'élimination du poison, ont été atteints de typhus.

Obs. II. Beurdi, caporal au 23e léger, coup de feu à la partie externe de la cuisse droite; sillon produit par une balle; blessure reçue depuis quinze jours; entré à l'hôpital le 6 mars.

Déjà la cicatrisation de la plaie est avancée; le vide est comblé, et tout fait espérer une guérison rapide.

Dans la nuit du 16 au 17, plaie douloureuse; le 17, au matin, induration des bords, qui sont relevés en dehors; la plaie s'est considérablement agrandie, la surface est toute grise; tout l'appareil à pansement a été souillé par une suppuration séreuse abondante. État général normal.

Pansement avec le jus de citron, le charbon et le quinquina en poudre; lotions avec l'eau chlorurée.

Aucun changement dans l'alimentation; le blessé mange les trois quarts de la portion de pain et de viande en proportion, portion entière de vin.

Le 18, la plaie s'est encore agrandie; les bords sont plus durs, plus relevés; le fond est couvert d'un enduit épais, grisâtre, comme spongieux, où on exprime de la sanie à odeur infecte.

Même alimentation, même pansement.

Le 19, la plaie n'a pas changé d'aspect. Cautérisation ponctuée avec le fer rouge, non sur la plaie, mais sur la peau qui recouvre l'induration périphérique; deux ou trois pointes de feu au milieu de la plaie; pansement avec de la charpie simple que l'on arrose tous les quarts d'heure avec de l'eau chlorurée.

Le 20 et le 21, la plaie se déterge, les bords s'affaissent; on retire les lambeaux sphacelés de tissu cellulaire sous-cutané.

Le 10 avril, le blessé sort complétement guéri.

Obs. III. Scheffer, du 1er de zouaves, âgé de vingt-six ans, entré à l'hôpital le 5 juin, coup de feu à l'épaule droite, simple séton; entrée de la balle au niveau du bord vertébral, au-dessous de l'épine.

Le 9 juin, les plaies, jusque-là très-belles, sont prises de pourriture d'hôpital; elles prennent des dimensions considérables; la sanie fuse dans toute l'étendue du trajet de la balle. On croirait que la position de la plaie, son étendue, des accidents locaux si graves doivent réagir sur l'économie; il n'en est rien. Le blessé accuse de la douleur, se couche sur le côté gauche, afin d'éviter toute pression sur la partie; du reste, bon appétit.

Nous avons recours à notre mode de traitement ordinaire.

Cautérisation ponctuée périphérique et pansement avec la poudre de quinquina et de charbon; lotions avec l'eau et l'alcool camphrée.

Le 14, je retire de longues portions de tissu cellulaire mortifié, des débris de muscles putréfiés, noires; les linges sont très-souillés par la sanie typhique.

Le 16, la plaie commence à se déterger.

Le 17, tous les accidents locaux ont disparu; la cicatrisation marche ensuite avec la plus grande rapidité.

Le 30, la guérison est complète.

Ces cas de typhus des plaies, sans réaction générale, ne sont pas rares; nous pourrions en multiplier les exemples, qui, sauf des variétés de durée et de traitement insignifiantes, ne seraient que la reproduction des trois que je viens de citer; mais il n'en est pas toujours ainsi; le plus souvent des accidents gastriques, céphaliques, d'une gravité variable, précèdent l'apparition des phénomènes typhiques des plaies.

Obs. IV. Le Seuré, soldat au 61e de ligue, amputé d'un bras en Crimée, le 7 avril, à la suite d'un coup de feu qui avait brisé l'articulation huméro-cubitale et détruit une grande portion des parties molles de l'avant-bras. Arrivé à l'hôpital de l'École préparatoire le 21 avril; homme jeune, vigoureux; suppuration de bonne nature; les ligatures des vaisseaux sont encore comprises dans la plaie.

A ce moment, tous les lits de nos salles sont occupés; aussi les cas de pourriture d'hôpital sont-ils fréquents.

Le 25, à la visite du matin, le malade accuse un léger mal de tête; la langue est plate, couverte d'un enduit blanchâtre; quelques frissons à une heure du matin; le pouls est large, 95 pulsations; face un peu colorée; ventre mou, indolore; le malade n'a pas eu de selles depuis deux jours. L'aspect de la plaie n'a pas changé; peut-être pourrait-on trouver que la suppuration a été un peu moindre que de coutume, mais c'est là une nuance plutôt qu'un fait évident.

Bouillon maigre; sulfate de soude, 30 grammes.

Nous étions en garde contre la pyoèmie, qui, en France et en Afrique, est la cause de tant d'insuccès.

Je puis bien le dire ici, tant que le typhus des plaies a régné, nous avons eu très-peu de pyoèmie, tandis que la septicémie a été très-fréquente. En Crimée, dans les mois d'octobre, de novembre, de décembre 1854 et au mois de janvier suivant, nous avions eu un assez grand nombre de pyoèmies. On conçoit parfaitement que nous n'ayons pas eu de pyoèmie durant la pourriture d'hôpital, car assurément les humeurs fournies par les plaies dans ces cas-là ne sont pas du pus; le pus n'existe qu'avant la pourriture d'hôpital ou pendant et après l'élimination des parties malades.

Revenons à notre malade; il a eu trois selles dans la journée; le soir, la peau est un peu chaude, yeux brillants, légère excitation fébrile. La nuit se passe bien, le blessé a eu un peu de sueurs, il a dormi quatre heures environ. Le matin, la peau est brûlante, le pouls donne 106 pulsations, la plaie est un peu rouge, mais la suppuration paraît encore de bonne nature.

Limonade gommeuse, lavement laxatif.

La nuit du 26 au 27, le blessé l'a passée sans sommeil; chaleur ardente de la peau, douleur de la plaie, langue couverte d'un enduit jaunâtre, violent mal de tête, pouls à 110 pulsations, ventre mou, aucune douleur.

Le lavement a été rendu sans matières fécales.

La plaie, mise à nu, se montre d'une couleur grise dans toute son étendue; les extrémités musculaires sectionnées sont arrondies en forme de champignons au milieu de la plaie; les interstices musculaires laissent, quand on les presse, suinter une sanie grise mêlée de grumeaux noirs et grumeaux jaunes de consistance caséeuse.

La peau des bords de la plaie et le tissu cellulaire sous-cutané sont d'un rouge mêlé de gris, indurés, recoquillés en dehors; la rougeur de la peau s'étend en un cercle de 5 centimètres de large; l'induration profonde semble remonter encore plus haut.

Application de cinquante pointes de feu autour du moignon jusqu'aux limites de l'induration; pansement avec le vin aromatique et la poudre de quinquina et de charbon.

J'avais cru reconnaître un peu de rémittence dans les accidents généraux.

Je prescris sulfate de quinine 0,7 à prendre le soir.

Le matin, 40 grammes de sulfate de soude.

Bouillon maigre, limonade vineuse.

Cet état se continue sans changement le 27 et le 28. Il est survenu une diarrhée légère. La dose de quinine est répétée chaque jour. Nous respectons la crise diarrhéique.

Le 29, la fièvre est tombée; le malade a éprouvé, durant la nuit, de fortes sueurs, il a mouillé deux chemises et ses draps; un mouvement d'élimination paraît se produire au pourtour de la plaie; déjà l'os se fait voir, pâle, au centre de la plaie.

Le malade a faim; la langue s'est un peu nettoyée.

Prescription : Panade et un œuf, quart de vin, limonade vineuse; pansement avec le vin aromatique et la poudre de quinquina et de charbon.

Le 30, les bords de la plaie sont redevenus mous; la rougeur a disparu; nous retirons de larges lambeaux de tissu cellulaire mortifié, soit des interstices musculaires, soit de la région sous-cutanée. Sans être nette, la plaie est dans un meilleur état; en même temps, les accidents généraux se sont amendés, l'appétit est revenu; je nourris immédiatement le malade : le premier jour, le quart; le lendemain, la demi-portion, côtelette et omelette , portion entière de vin, limonade vineuse.

Le 2 mai, l'état général est parfait. La surface de la plaie est rosée, mamelonnée; l'os fait une légère saillie dans le fond , mais déjà une partie de la section osseuse est devenue rouge ; nous n'aurons pas besoin de recourir à une résection; nous espérons une exfoliation de l'extrémité de l'os.

Le 5 , l'humérus est tout recouvert de bourgeons charnus. L'étendue de la plaie est très-diminuée, elle se fronce à son pourtour, sans être dure ; le moignon a repris une bonne consistance.

Le 26, la cicatrisation est achevée ; le malade sort le même jour.

Les accidents généraux que nous venons de décrire ne constituent pas ce que l'on appelle un embarras gastrique simple, ni une fièvre rémittente, ni un typhus.

C'est un de ces états comme plus tard nous en avons eu beaucoup qui étaient aussi bien le début d'un typhus que d'une fièvre typhoïde ou d'une fièvre rémittente.

Les accidents consécutifs seuls donnaient une signification à ces premiers phénomènes gastro-céphaliques. Dans ces cas mal déterminés, le sulfate de quinine nous a donné de nombreux succès. Nous avons vu le typhus des plaies apparaître à la suite d'une diarrhée.

Obs. V. Chapeu, du 11e de ligne, âgé de vingt-deux ans, constitution faible, amputé de la cuisse droite en Crimée, le 7 avril. Entré à l'hôpital de l'École préparatoire le 18 du même mois.

La plaie n'offre rien de remarquable ; un peu pâle; état général affaibli, mais normal; nourriture tonique.

Le 23, le blessé se plaint d'avoir eu quatre selles durant la nuit. Langue plate et blanche. La plaie n'a pas changé d'aspect ; suppuration un peu séreuse.

Crème de riz ; vin de Bordeaux; potion gommeuse opiacée

avec ipécacuanha, 0,3 ; demi-lavement amylacé. Pansement de la plaie avec le vin aromatique.

Le 24, la diarrhée continue; même prescription.

Le 26, la plaie s'est couverte d'un enduit gris, il n'y a plus de suppuration, mais un suintement séreux; flaccidité de toutes les chairs du moignon ; bords indurés, cercle d'un rouge blafard autour de la plaie, ni l'induration ni la coloration rouge n'offrent les caractères ordinaires..

Crême de riz ; vin de Bordeaux; potion avec sulfate de quinine, 0,3, le matin ; potion opiacée le soir.

Cautérisation ponctuée sur la peau indurée tout autour de la plaie; l'état d'atonie des chairs me décide à ne pas me borner à la cautérisation ponctuée périphérique. J'étends dans la plaie, convenablement détergée, quatre cautères rougis à blanc. Le blessé n'éprouve qu'une douleur peu vive; c'est là un très-mauvais symptôme. Presque tous nos blessés, atteints de pourriture d'hôpital, chez lesquels ce fait s'est produit, ont succombé.

Le 27, le malade n'a eu que deux selles.

Le pouls a acquis un peu de plénitude; la langue est moins pâle et moins blanche.

La plaie est restée grise avec grumeaux noirs, atonique, aucune trace de réaction éliminatrice; lavage avec de l'alcool camphré étendu d'eau par moitié; injection de ce même liquide dans les interstices musculaires; cautérisation profonde avec le cautère actuel.

La douleur perçue par le malade est un peu plus vive; pansement avec la poudre de quinquina et de charbon, lotions avec de l'eau additionnée d'un quart d'alcool camphré; trois pansements par jour.

Le 1er mai, la diarrhée a cessé; je commence à nourrir le malnde.

La plaie, quoique toujours un peu pâle, commence à se déterger.

Cantérisation de quelques points de la plaie avec le fer rouge.

Mêmes pansements continués jusqu'au 9; compression circulaire légère.

L'élimination des parties sphacelées s'est faite parfaitement, mais le moignon a beaucoup diminué de volume; les muscles semblent aussi s'être atrophiés durant ces douze à quinze jours. J'ai enlevé une grande quantité de tissu cellulaire, la guérison

est complète le 2 juin ; le moignon est conique, très-amaigri ;
le malade est maintenant à un régime alimentaire tonique ; vin
de Bordeaux ; pilules d'iodure de fer. Sortie après guérison,
quinze jours plus tard.

C'est là un des rares faits que j'ai rencontrés suivis de
guérison, pour les cas de typhus des plaies avec dépression de la sensibilité, au point de ne pas sentir l'action
du cautère actuel.

Nous venons de donner des observations dans lesquelles, à la rigueur, et sans les faits qui vont suivre, le
typhus des plaies pourrait être considéré comme un accident purement local. Puis nous l'avons vu précédé d'accidents généraux, tels que embarras gastriques, diarrhée.

Il nous reste à étudier un état pathologique général
qui s'est présenté souvent, mais avec des degrés variables
de gravité ; c'est une affection morbide à laquelle, à défaut de meilleure dénomination, nous avions donné le
nom d'état typhique ; cette affection, quand elle ne sui-
vait pas une atteinte de pourriture d'hôpital, se compli-
quait toujours de ces accidents chez nos blessés.

Obs. VI. Mertes, de la légion étrangère ; constitution vigou-
reuse, mais affaiblie par les fatigues de la guerre ; âgé de trente-
cinq ans ; entré à l'hôpital le 18 avril 1855 ; coup de feu au pied
gauche, fracture des os du tarse, deux larges plaies ; pourriture d'hôpital déclarée lors de l'entrée à l'hôpital.
Le malade mange les trois quarts et la portion de vin.
Cautérisation profonde des plaies avec le fer rouge ; le tissu
spongieux des os du tarse forme la plus grande partie de l'étendue de la plaie ; dans ce cas, la cautérisation directe et complète
me paraît indiquée.
Le 20, l'état général semble amélioré ; la plaie est toujours
couverte d'un putrilage gris noir ; pansement avec le jus de citron et la poudre de quinquina et de charbon.

Le 21, l'appétit est moindre, le pouls est petit et serré; le malade a eu le matin du frisson et un peu de sueur.

Bouillon gras; sulfate de quinine, 1 gramme; à trois heures, violent mal de tête, coma, respiration stertoreuse, pouls lent, quarante-cinq poulsations, le malade a eu à deux heures deux ou trois vomissements de matières liquides vertes, une selle diarrhéique noire et infecte.

Sinapismes aux cuisses et aux jambes.

Sulfate de quinine, 1 gramme; aucune amélioration à six heures du soir, pâleur remarquable de la face, tremblement des lèvres.

Vésicatoires aux jambes.

Mort à huit heures du matin, le 22, pendant la visite.

Autopsie vingt-six heures après la mort.

Corps fortement musclé, très-pâle, anémique. La face offre encore une certaine expression de stupeur; teint plombé.

Poumons. Congestion sanguine en arrière.

Cœur volumineux, flasque, quelques grumeaux d'un sang noir dans les cavités droites, aspect nacré de la séreuse du cœur.

Intestins hypérémiés de distance en distance, pâles dans d'autres points; aucune ulcération.

Foie augmenté de volume, gorgé de sang, bile de la vésicule biliaire, très-épaisse, ressemblant à du goudron liquide.

Rate volumineuse, tissu très-noir, se laissant facilement déchirer.

Reins normaux.

Cerveau. Une grande quantité de sang s'écoule à la section de la dure-mère. L'arachnoïde est rouge et au-dessous d'elle, dans les mailles du tissu sous-séreux, laisse apercevoir des épanchements de sang qui ressemblent à de la gelée de groseille, cela sur toute la surface du cerveau, aussi bien à la base que sur les hémisphères. Ce n'est pas là l'aspect des méninges dans les inflammations de ces membranes, point d'adhérence; on dirait que ce sang infiltré manquait d'éléments organisables; c'est une infiltration du sang séreux.

J'avais cru d'abord à un accès comateux de fièvre pernicieuse; mais ce que j'ai vu plus tard m'a amené à considérer ce fait comme appartenant à un ordre pathologique spécial, c'est une sorte de typhus auquel on pourrait donner le nom de typhus sidérant.

J'ai eu plusieurs exemples de ces typhus sidérants, et je sais qu'on en a eu aussi en Crimée.

Ce cas procède du scorbut et du typhus.

Le raptus d'un sang appauvri vers le cerveau a eu pour résultat immédiat la mort.

Si maintenant nous voulons chercher des rapports entre les phénomènes locaux de la plaie et les accidents généraux, nous n'en trouvons aucun. Nous n'avons cité cette observation qu'à cause de l'époque où les faits se sont passés, et parce qu'elle est dans notre hôpital le point de départ d'accidents typhiques généraux plus ou moins graves, que nous avons vu se développer côte à côte avec la pourriture d'hôpital.

L'altération scorbutique du sang était la terre féconde, bien préparée où le typhus des plaies et les accidents typhiques généraux allaient désormais grandir et s'étendre.

Obs. VII. Meyer, sous-officier de zouaves, âgé de vingt-cinq ans, entre à l'hôpital le 18 avril, amputé de la cuisse droite depuis dix jours.

Constitution détériorée, plaie déjà atteinte de la pourriture d'hôpital à l'arrivée du blessé à Constantinople; diarrhée légère, un peu de toux, respiration rude.

Quart de portion, crème de riz, deux œufs à la coque.

Eau de gomme, lavements amylacés opiacés. Lotions sur la plaie avec de l'eau et de l'alcool camphré, poudre de quinquina et de charbon.

Peu de douleur du côté de la plaie.

Le 20, l'état général est meilleur, mais la plaie est restée grise; les muscles, le tissu cellulaire ressemblent au tissu d'une éponge qui serait gorgée d'une sanie grisâtre; on exprime ce liquide de tout le moignon; peu de douleur, point de rougeur; je fais çà et là l'extraction de prolongements de tissu cellulaire mortifié. Application du feu non-seulement sur toute la surface de la plaie, mais sur la peau saine au-dessus des limites que le mal paraît avoir déjà atteintes.

J'enfonce dans les chairs plusieurs cautères rougis à blanc. Cette opération se pratique sans douleur pour le malade.

Lavage répété avec l'eau et l'alcool camphré.

Le 22, toutes les escarres produites par le feu sont tombées, la pourriture d'hôpital n'est pas bornée, elle taille en feston les bords de la peau, qui çà et là se mortifie par plaques.

Le feutrage, gris et noir, dont nous avons parlé dans cette forme de la pourriture d'hôpital, se prolonge dans les interstices musculaires.

Nouvelle application du cautère actuel, aussi énergiquement que possible; le malade perçoit de la douleur.

Bandage circulaire compressif, pansement avec le jus de citron. Lotions répétées tous les quarts d'heure avec de l'eau et de l'alcool camphré.

La langue est blanche, plate; le blessé n'a pas d'appétit; vin de Bordeaux, chocolat au lait, un peu de pain, côtelette grillée; sulfate de quinine, 0,3, le matin; tel est le régime auquel le malade est soumis.

Le 25, aucune modification dans les accidents locaux, qui gagnent toujours de proche en proche vers la racine du membre.

La toux a reparu; quelques frissons, râles sous-crépitants dans plusieurs points de la poitrine, mal localisés.

Potion émétisée à 0,3., à prendre par cuillerées dans la journée.

Tous ces accidents locaux et généraux n'ont fait que s'aggraver jusqu'au 29, jour de la mort du blessé.

Autopsie. Aucune trace de travail éliminatoire du côté de la plaie.

Une coloration brune indique seule des limites plus ou moins profondes de la pourriture d'hôpital.

Corps émacié, très-pâle, chairs flasques, poumons crépitants, présentant çà et là à leur surface des plaques d'un rouge très-foncé avec infiltration séreuse du tissu sous-pleural; trois ou quatre autres plaques plus noires, de la dimension d'une pièce de 50 cent., rouges à leur pourtour, quelques points emphysémateux.

Cœur anémié, blanc, tissu sous-séreux très-infiltré de sérosité; cavités vides.

Intestins fort pâles du côté du gros intestin ; épaississement des parois et ramollissement de la muqueuse.

Foie très-petit, décoloré, bile de la vésicule biliaire, de couleur citrine et de consistance oléagineuse.

Rate diminuée de volume.

Congestion sanguine du côté du cerveau ; fluidité et décoloration du sang.

Chez ce blessé nous avions affaire à une altération générale de l'organisme par suite de l'appauvrissement du sang, mais il y a plus, cet homme a succombé à des accidents de septicémie, comme l'indiquent les lésions observées du côté des poumons.

Si les symptômes ont été si peu caractérisés et les lésions si peu tranchées, on doit l'attribuer au défaut de réaction de l'organisme tout entier.

Ces cas de septicémie n'ont pas été rares. Nous avons regretté de ne pas avoir possédé un microscope ; cela nous eût permis d'arriver rapidement à un diagnostic précis par l'examen du sang.

Bien que nous ayons trouvé des raisons suffisantes de scinder en septicémie et en typhus les accidents pathologiques généraux que nous avons observés durant la pourriture d'hôpital, cependant nous aurions désiré une plus grande précision, et mettre à profit les données si exactes fournies par les remarquables travaux de notre maître, M. SÉDILLOT, sur la pyoèmie et la septicémie ou septico-pyoèmie[1].

Les instruments et le temps nous ont manqué.

Voici les raisons sur lesquelles je me suis fondé pour admettre ces deux ordres d'accidents.

---

[1] *Infection purulente ou pyoèmie*, par **M.** le docteur **C. SÉDIL-LOT**, 1849.

Ces raisons sont tirées et de la symptomatologie et de l'étude des lésions cadavériques.

Pour le typhus sidérant, invasion brusque, céphalalgie bientôt suivie d'un état comateux, mouvements musculaires involontaires, prononcés surtout à la face et à l'avant-bras. Mort rapide, trente-six heures ou deux jours.

Pour le typhus ordinaire, durée de la maladie, cinq, huit et neuf jours. Prédominance des accidents cérébraux, état adynamique, délire, accidents gastriques, fétidité remarquable des selles et des vomissements.

Coloration noire des matières ; convalescence brusque laissant pendant longtemps la marche vacillante.

Pour le typhus ordinaire et pour le typhus sidérant, congestion sanguine des méninges et du cerveau, à des degrés variables, état séreux du sang, ramollissement cérébelleux, congestion sanguine des poumons, du foie, de la rate et des reins.

Dans les cas de septicémie, durée moyenne de la maladie plus longue, frissons plus fréquents, sueurs froides, toux sèche, râle sous-crépitant ou bruit de froissement pleural. Pas d'accidents cérébraux ; d'autres fois diarrhée colliquative.

Taches gangréneuses dans le tissu sous-séreux de la surface pleurale des poumons.

Foie, rate diminués de volume, comme condensés, aspect nacré de l'enveloppe fibreuse, quelquefois plaques nacrées d'une épaisseur de 2 millimètres, taches noires aux intestins grêles, visibles avant d'avoir ouvert l'intestin, on croirait qu'il existe dans le point correspondant de la muqueuse.

Des ulcérations, il n'en existe pas, mais seulement un ramollissement muqueux avec teinte noire.

Pourquoi, au lieu d'une septicémie, n'admettons-nous pas une pyoèmie dont une partie des symptômes existe?

Nous n'admettons pas la pyoèmie, parce que nous n'avons pas trouvé les petits abcès sous-pleuraux, les abcès du foie ou des articulations qui sont caractéristiques d'une pyoèmie, et dont M. le professeur Sédillot a si bien décrit la formation.

De plus, dans la pourriture d'hôpital, les liquides qui baignent la plaie ne sont point du pus, celui-ci ne reparaît qu'au moment de l'action éliminatrice. Après cela, affirmer qu'entre cette septicémie et le typhus de la pourriture d'hôpital, il n'y a aucune filiation, c'est là une assertion que nous ne pouvons formuler; nous nous sommes cru autorisé à faire cette division à cause des faits d'anatomie pathologique, et aussi à cause des phénomènes morbides observés aux lits des malades.

Nous avons perdu par ces deux ordres d'accidents un assez grand nombre de malades ; nous citerons quelques-unes de ces observations, surtout celles qui se sont terminées par la mort, à cause des études d'anatomie pathologique.

Quand aux cas où la guérison a eu lieu, nous indiquerons la marche de la maladie, le traitement suivi, sans que nous puissions établir notre traitement sur une base véritablement scientifique, trop souvent nous avons été forcé de faire la médecine des symptômes. Des faits nous ayant amené à considérer la pourriture d'hôpital comme une modification locale résultant d'une infection générale, nous avons dû nous abstenir d'amputations nécessitées par des lésions dont la pourriture d'hôpital s'était emparée.

J'ai entendu raconter que dans des conditions semblables, durant l'hiver 1856, on avait compté plusieurs succès. L'année précédente, les insuccès avaient été si fréquents que j'ai cru devoir me faire une règle de ne jamais opérer dans ces circonstances, sauf le cas d'hémorrhagie.

La cautérisation, en cautérisant la surface d'une plaie, supprime ainsi un foyer d'infection septique.

L'élimination du principe morbide est favorisée, suivant les circonstances, par les purgatifs salins, par les diurétiques, par les toniques.

Parmi ces derniers, nous avons eu recours souvent avec avantage à l'emploi du sulfate de quinine à 0,5. A côté de ces principes généraux de thérapeutique trop souvent impuissants, nous avons tâché de remplir les indications particulières, résultant de la souffrance d'une fonction ou d'un organe.

Telle a été notre conduite dans les circonstances exceptionnelles où nous nous sommes trouvé.

Obs. VIII. Bauset, fusilier au 23e léger, entre à l'hôpital le 25 juin, venant de Crimée.

Plaie par biscaïen à la face externe de la jambe droite; fracture du péroné, atteint de pourriture d'hôpital avant son entrée dans notre établissement; plaie profonde et étendue; les muscles péroniers et le jambier antérieur sont dilacérés; de la sérosité purulente baigne toutes les parties; œdème de tout le membre, douleur au pli de l'aine correspondante.

Cautérisation par le fer rouge de toute la plaie et pointes de feu sur la peau œdématiée.

Le malade est très-affaibli, peau décolorée, gencives saignantes, langue plate, un peu de toux, respiration libre.

Vin de Bordeaux, quart de ration, côtelette, sulfate de quinine, 0,3, le matin.

Le 5 juillet, l'état général ne s'est pas amélioré; la plaie a augmenté d'étendue; on dirait que toute la jambe va se sphaceler; on exprime de la sanie purulente de tous les interstices musculaires ; aucun travail d'élimination ; la toux a augmenté ; râles muqueux à petites bulles dans toute la partie postérieure, diarrhée séreuse. Décoction de quinquina à l'intérieur, chocolat, vin de Bordeaux par cuillerées, lavements amylacés et opiacés.

Le malade va en s'affaiblissant jusqu'au 14 juillet.

Déjà, depuis quelques jours, les yeux se sont affaissés, la cornée transparente est dépolie, poussière blanche sur les paupières, aucune agonie, aucun accident cérébral, extinction de la vie le 14 juillet.

Autopsie. Sphacèle de toute la jambe, qui a pris une teinte noire ; aucune trace d'élimination, poumons œdématiés en arrière ; çà et là, des plaques sous-séreuses, de dimensions variables, groupées ou isolées ; en arrière, sur les côtés, coloration noire de ces plaques ; si on les incise, on trouve qu'elles n'ont qu'une épaisseur de 2 millimètres au plus ; vers le centre, très-minces sur les bords ; sérosité rougeâtre dans les tissus ambiants.

La cavité pleurale contient une sérosité grise, opaque, infecte, un demi-litre environ, et quelques filaments blancs très-ténus.

Cœur. Flasque, décoloré, comme atrophié ; les cavités droites contiennent quelques grumeaux d'un sang très-noir.

Tube digestif. Anémié dans toute son étendue ; quand on examine les intestins par leur face séreuse, on remarque des plaques noires sous-séreuses sur le bord libre des sinuosités viscérales ; le point correspondant de la muqueuse n'offre que des érosions ou des ramollissements et point d'ulcération.

Le gros intestin, sur la face muqueuse, présente un piqueté noir au sommet des replis muqueux ; pâleur remarquable de toute la muqueuse.

Foie, rate. D'un volume normal, aspect nacré de l'enveloppe fibreuse ; coloration noire, striée de lignes blanches, de tout le tissu parenchymateux, qui est condensé et très-friable.

Cerveau. Baigné dans de la sérosité ; le sang qui s'écoule en petite quantité a une coloration rosée.

Assurément, c'est là un cas de septicémie générale. Je pourrais multiplier les observations du même genre : ainsi pour un cas de fracture comminative du maxillaire inférieur par un biscaïen, pour plusieurs amputations, pour une fracture comminative du fémur au tiers supérieur par une balle, tous compliqués de pourriture d'hôpital, et morts avec des traces d'infection putride, soit sur les poumons, soit sur les intestins.

Les cas de typhus général ne sont pas aussi graves que la septicémie, bien que dans certains cas la mort ait eu lieu très-rapidement.

Obs. IX. Le nommé Marchais, du 85ᵉ de ligne, entré à l'hôpital de Canlidjé le 4 septembre 1855, venant de Crimée.

Large plaie contusée par éclat d'obus, à la partie inférieure du ventre, côté gauche; blessé le 26 août.

A son entrée à l'hôpital, il présente une plaie de la largeur de la main; quelques portions peu étendues de la peau se montrent sphacelées; on les enlève avec des ciseaux. Aspect de la plaie satisfaisant; ventre un peu tendu, douloureux à la pression; pouls à 98, petit, fréquent; constipation, langue blanche et plate.

Pansement simple, frictions mercurielles sur le ventre, application de flanelle, orge miellée, sulfate de soude, 15 grammes, lavement huileux.

Pour aliment, une soupe au lait.

Le 6, la plaie est très-nette et les bourgeons se développent régulièrement; le ventre s'est affaissé, il est souple, point de douleur; pouls à 90, a repris un peu de plénitude; le malade a eu une selle la veille, il demande à manger. Quart de portion, une soupe au lait, des pruneaux, orge miellée; pansement simple de la plaie.

Jusqu'au 23, tout se passe régulièrement : nous étions alors sous l'influence d'une épidémie de choléra assez intense.

Le 23, au matin, le malade se plaint d'avoir souffert beaucoup de sa plaie, qui est rouge; bords renversés en dehors, saignants; la surface s'est agrandie considérablement, elle présente une sorte de gelée d'un gris rouge dans presque toute son étendue, puis quelques points gris pulpeux au milieu desquels on distingue des stries rouges. Le moindre contact avec la plaie, soit pour l'éponger ou l'essuyer, détermine une exsudation sanguine assez abondante. Les linges du pansement sont souillés par une sanie incolore qui, en se desséchant sur les bords, tache les compresses en noir. C'est là une variété de la deuxième forme de typhus des plaies, celle que nous avons observée à Canlidjé vers la fin de l'épidémie, la forme ulcéreuse hémorrhagique.

Aucun accident général.

La plaie est touchée avec du perchlorure de fer (liqueur de PRAVAZ); pansement avec de la poudre de quinquina et de charbon; lotions répétées, toutes les demi-heures, avec de l'eau et de l'alcool camphré.

Nourriture substantielle, vin de Bordeaux.

. Le 25, la plaie semble s'être modifiée avantageusement; continuation du même pansement.

Le 29, les bords de la plaie se sont affaissés et ont perdu leur couleur rutilante; la plaie elle-même commence à se déterger; nous ne retrouvons plus ici les énormes lambeaux de tissu cellulaire sphacelé que nous rencontrions primitivement; une élimination insensible enlève chaque jour une portion des produits morbides.

Le 2 octobre, la plaie est parfaite, le malade a bon appétit, toutes les fonctions s'accomplissent régulièrement, la cicatrisation de la plaie marche rapidement.

Le 10, quand tout faisait espérer une guérison rapide, le malade se plaint d'un mal de tête qui l'a empêché de dormir; il a eu des sueurs, deux ou trois fois, durant la nuit; pouls accéléré, 108 pulsations; langue plate, couverte d'un enduit saburral. Diète, sulfate de soude, 40 grammes.

Le 11, le malade a eu, la veille, quatre ou cinq selles; la figure est plus calme, bruissement dans les oreilles, yeux injectés, brillants, douleur de tête moindre, pouls large, à 100 pulsations, peau moite; la plaie se couvre de nouveau de pourriture d'hôpital. Pansement avec le vin aromatique; limonade gommeuse.

Le 12, un peu d'enrouement, yeux larmoyants : je crains une variole, une rougeole ou une scarlatine; la peau paraît un peu rouge; langue plate et saburrale, constipation. Limonade gommeuse, lavement huileux.

Le 14, la peau du malade est couverte de taches rouges sur les bras, sur la poitrine, sur le cou; face injectée, léger délire; tremblement des lèvres, de la langue; pouls large, facilement dépressible.

L'état de la plaie n'a pas changé. Bouillon dégraissé, infusion de tilleul, lavement purgatif.

Le 15, sudamina sur le ventre, météorisme léger; le malade rend par les selles des matières très-vertes et d'une odeur infecte; la langue est recouverte d'un enduit noir, fendillée transversalement, d'un rouge de feu sur les bords; dents fulligineuses, peau chaude et sèche, un peu de toux, salive épaisse, douleurs de tête, les yeux sont fermés, constriction de la pupille, mouvements irréguliers, convulsifs, des muscles de la face, poussière blanche à l'orifice des fosses nasales et des paupières, pouls à 105, déprimé. L'éruption s'est faite sur tout le corps; la plaie ne change pas d'aspect. Sinapismes sur le dos des pieds, limonade gommeuse.

Potion avec alcool nitrique, 1 gramme; demi-lavement huileux.

Le 16 et le 17, état stationnaire.

Le 18, une détente a lieu, la langue est devenue un peu humide, les croûtes noirâtres se détachent, la desquamation de la peau commence, les accidents cérébraux diminuent; selles diarrhéiques, pouls à 95, faible. Eau gommeuse, potion avec alcool nitrique, une soupe maigre.

Le 20, le malade est très-pâle, le délire a cessé complétement, la langue est redevenue humide, un appétit vorace se fait sentir, la plaie elle-même commence à se déterger. Même pansement avec le vin aromatique, plusieurs bouillons dans la journée, chocolat au lait, une panade.

Le 25, le malade mange la demi-ration, du chocolat, des confitures, du vin de Bordeaux. Un quart d'heure après avoir mangé, notre convalescent éprouve de nouveaux besoins que je tâche de satisfaire avec des bouillons gras pris entre les repas : on dirait que l'organisme a hâte de réparer les pertes qu'il a faites.

Pendant toute cette maladie, qui est un véritable typhus, la plaie a suivi toutes les phases du mal, elle est redevenue vermeille avec la convalescence, la suppuration a reparu de bonne nature. La cicatrisation a été un peu longue à obtenir, mais cela tient aux mauvaises conditions où nous nous trouvions placés et à la région occupée par la blessure.

Le malade est sorti complétement guéri le 6 janvier.

L'étude du typhus des plaies soulève une série de questions que j'ai tâché d'élucider autant qu'il m'a été possible.

1° Au point de vue de l'étiologie.

La proportion des plaies atteintes de pourriture d'hôpital était d'autant plus grande que nos salles étaient plus remplies de malades ayant des plaies en suppuration ou de scorbutiques.

Quand, pour des raisons différentes, nos salles n'étaient plus remplies qu'à moitié, immédiatement toutes les plaies prenaient un meilleur aspect; l'arrivée de nouveaux malades ramenait les accidents.

Aussi, je pense que l'établissement des blessés sous la tente, quand on le peut, est une très-bonne mesure ; encore faut-il que les tentes soient installées dans de bonnes conditions hygiéniques.

2° De la transmission de la pourriture d'hôpital.

La sanie de la pourriture d'hôpital portée d'une plaie infectée sur une plaie saine engendre-t-elle la pourriture d'hôpital ?

Nous nions ce mode de transmission d'une manière générale, et voici les faits sur lesquels nous nous basons pour arriver à cette conclusion.

Obs. X. Chanel, soldat au 2ᵉ d'artillerie, séton par une balle, étendu de la partie interne et moyenne de la cuisse à la partie postérieure.

Le malade étant couché, une plaie est à 4 centimètres au-dessus de l'autre.

Entré le 28 avril 1855.

Le 7 mai, la plaie supérieure est prise de pourriture d'hôpital : elle s'étend en largeur et en profondeur; cependant une partie du trajet de la balle est déjà oblitérée; la plaie inférieure reste rosée et en bonne voie de cicatrisation. Malgré toutes les précautions prises pour isoler la plaine saine, les liquides putrides, en s'écoulant, vont baigner la charpie de la plaie inférieure, cela tous les jours. Cependant la pourriture d'hôpital ne s'y est point déclarée; la cicatrisation a marché régulièrement jusqu'à l'occlusion complète de la plaie, le 22 mai.

Les accidents de pourriture d'hôpital ont duré jusqu'au 17 pour la plaie supérieure, qui n'a été fermée que le 9 juin.

Ainsi, sur le même individu, nous avons trouvé une surface suppurante en contact permanent avec de la sanie de pourriture d'hôpital, et la marche régulière de la cicatrisation n'a été entravée en rien.

On ne peut pas dire ici que l'organisme n'était pas apte à contracter la maladie, puisque, à quelques centimètres de là, une autre plaie présentait à son plus haut degré la pourriture d'hôpital. Quant à expliquer pourquoi une des plaies a été atteinte et l'autre préservée, nous ne pouvons hasarder que des hypothèses; probablement les dispositions anatomiques n'y sont pas étrangères.

Obs. XI. Legat, de la marine impériale, matelot-artilleur, séton d'avant en arrière par une balle au flanc droit, plaies séparées par un trajet de 6 centimètres; entré à l'hôpital le 24 juin.

La pourriture d'hôpital se montre, le 27, dans la plaie antérieure, qui, par le décubitus dorsal, devient supérieure; la plaie inférieure ne présente aucune trace de pourriture d'hôpital. C'est en vain que la sanie typhique baigne chaque jour la charpie qui recouvre cette plaie, la cicatrisation se fait sans le moindre accident.

Le 4 juillet, tout était terminé, tandis que, pour la première plaie, le mal ne s'est borné que le huitième jour, et la perte de substance était énorme : elle avait la largeur de la paume de la main.

Cautérisation ponctuée, jus de citron, etc., tous les moyens ordinaires ont été successivement employés avant la détersion complète de la plaie, qui n'a été cicatrisée que le 5 du mois d'août.

Expériences directes sur les chiens.

Autour de l'hôpital, nous avions un grand nombre de chiens turcs; j'ai choisi cinq jeunes chiens pour voir si la sanie putride transportée sur une plaie fraîche y déterminerait des accidents analogues à ceux de la pourriture d'hôpital.

Exp. Ire, 23 mars 1855, race de chiens-loups, no 1, incision de la peau du cou; je forme une poche en la décollant avec le doigt, et j'y introduis un morceau d'éponge imbibée de sanie putride recueillie chez un de nos malades les plus graves; je réunis la plaie par deux points de suture laissant à l'intérieur la petite éponge. Ecoulement de sang peu considérable, presque nul.

Le 24, tout est en place; le chien paraît triste, cependant il tète et mange.

Le 25, les fils ont coupé la peau, l'éponge ne se retrouve plus; la section de la peau est couverte d'un liquide séreux qui n'a rien de commun avec le liquide de la pourriture d'hôpital.

Le 28, la plaie est réunie.

Exp. II, 26 mars, no 2, section de la peau à la partie interne de la cuisse droite, décollement de cette peau avec le doigt; nous plaçons au-dessous un bourdonnet de charpie avec laquelle j'avais essuyé une plaie récemment atteinte de pourriture d'hôpital; sanie, grumeaux, lambeaux de tissu cellulaire sphacelé, tout reste enfermé dans la plaie au moyen de trois points de suture. Cinq jours après, guérison complète sans accident.

Exp. III, 27 mars, no 3, résection au dos du cou d'un lambeau de peau de la largeur d'une pièce de 5 fr.

La plaie est pansée avec de la charpie imprégnée de pourriture d'hôpital; le pansement est maintenu au moyen d'une bande.

Le 29, l'appareil est arraché, les poils voisins sont appliqués sur la plaie et la recouvrent en partie. Application d'une nouvelle sanie purulente maintenue en contact avec cette plaie enflammée.

Le 30, l'appareil est arraché encore, soit par la mère, soit par le chien lui-même ; plaie rouge, recouverte presque entièrement par une croûte transparente, aucun engorgement périphérique.

Le 3 avril, la cicatrisation est complète.

Exp. IV, 28 mars, n° 4, ablation d'une portion de peau et d'une portion de muscle à la partie postérieure de la cuisse droite, plaie de la largeur d'une pièce de 5 fr. Aucun appareil n'est mis sur la plaie, qui reste exposée à l'air jusqu'au 1er avril. Bords rouges, douloureux; application de charpie imbibée de pourriture d'hôpital dans l'intérieur de la plaie; bandage circulaire cousu laissé en place pendant vingt-quatre heures; la plaie est très-humide sans que l'on distingue bien la présence du pus. La douleur des bords a disparu.

Le 3, la plaie est devenue très-petite, rosée ; nouvelle application de charpie souillée de pourriture d'hôpital ; guérison, le 6 ; résultat négatif.

La cinquième expérience nous a donné les mêmes résultats.

J'aurais bien désiré reprendre les expériences que j'avais vu faire par M. Sédillot, pratiquer des injections de matière putride dans les veines ; mais les instruments nécessaires nous manquaient.

De nos expériences sur les chiens, je conclus que la pourriture d'hôpital ne se transmet peut-être pas de l'homme au chien, que (si elle se transmet) le contact de la pourriture d'hôpital avec une plaie même enflammée ne suffit pas pour provoquer l'invasion des accidents putrides.

Nous avons vu d'autre part, que certaines plaies chez l'homme, mises en contact avec de la sanie de pourriture d'hôpital n'étaient pas, malgré cela, prises des mêmes accidents. Ces faits me paraissent probants.

Pour ne rien omettre des faits dont j'ai été témoin ou qui me sont parvenus, je dois citer l'exemple d'un de mes collègues qui, ayant un panaris au doigt indicateur, aurait continué son service. Chez lui la pourriture d'hôpital se serait déclarée et aurait cédé aux moyens ordinaires.

Je regrette de n'avoir pu voir la plaie; sans doute, la sanie de la pourriture d'hôpital doit être pour les plaies une cause d'irritation, ce n'est pas là la question. Provoque-t-elle des accidents analogues à ceux de la plaie d'où elle a été tirée? Je ne le pense pas. J'ai à opposer à cette supposition un fait qui m'est particulier.

M'étant fait à l'amphithéâtre une écorchure au doigt indicateur droit avec des esquilles de côtes et une coupure au pouce, le même jour je n'ai pas cessé mon service; j'ai bien pris des précautions pour éviter le contact des plaies atteintes de pourriture d'hôpital, j'ai environné mes petites plaies de bandelettes de diachylum que je changeais après ma visite et mes pansements; malgré mes soins, il m'est arrivé plusieurs fois de trouver ma bandelette décollée par la sanie putride qui était en contact avec mes petites plaies; elles ont guéri lentement, mais je n'ai eu aucun accident.

La même chose est arrivée à un de mes aides-majors, M. SAYNE, qui a porté pendant quelques jours une large entaille au doigt médius, la plaie a été souvent en contact avec de la pourriture d'hôpital, sans autre accident qu'une grande lenteur dans la cicatrisation de la plaie.

C'était, du reste, déjà l'opinion de PERCY, que la pourriture d'hôpital ne se transmettait pas par le contact immédiat.

Parmi les faits dont j'ai pris note, j'ai retrouvé encore le suivant. Deux blessés placés dans des lits voisins, enlèvent en même temps leur appareil à pansement; l'un de ces blessés était atteint de pourriture d'hôpital, et les plaies de l'autre (séton par balle sur la région du foie) étaient en bon état; quand je vins à ce dernier pour le panser, je le trouvais occupé à essuyer ses plaies avec une des compresses rejetées par son voisin; rien n'a entravé la guérison.

Bien que convaincu de la non-transmissibilité de la pourriture d'hôpital de plaie à plaie, par la matière putride, mon devoir me défendait de chercher par des expériences directes à constater le fait.

J'ai donc été obligé de m'en tenir aux accidents que j'ai cités et qui me paraissent prouver l'opinion que j'avance.

Dans nos salles nous avons cherché attentivement à apprécier l'influence du voisinage des malades infectés; quelquefois deux, trois lits à la suite les uns des autres renfermaient des malades atteints de pourriture d'hôpital, puis les deux malades suivants ne présentaient aucun accident; quelquefois la pourriture d'hôpital alternait avec la normalité des plaies, tout cela irrégulièrement. Les lits qui m'ont paru les meilleurs, étaient ceux qui se trouvaient placés au-dessous des fenêtres. Les lits où les blessés présentaient presque toujours la pourriture d'hôpital, étaient ceux des angles de nos salles et ceux de la rangée du milieu.

Conclusion au sujet du mode de transmissibilité de la pourriture d'hôpital.

L'encombrement des locaux par certains malades me paraît la condition indispensable de la production et de la transmissibilité du typhus des plaies.

La nature des maladies, l'étendue des surfaces suppurantes n'est pas étrangère à cette infection.

Le scorbut, les diarrhées, les dyssenteries, toutes maladies qui empruntent un cachet particulier aux souffrances imposées par l'état de guerre, paraissent influer grandement sur la production de la pourriture d'hôpital parmi nos blessés.

Il faut tenir compte aussi des modifications profondes de l'organisme, chez ces blessés, par les misères de tout genre qu'ils ont endurées.

Ce fait de l'encombrement et du choix des malades me paraît d'autant plus important, que nous avons vu constamment la proportion de nos pourritures d'hôpital diminuer avec le nombre des malades dans nos salles.

La diminution du nombre des scorbutiques a été suivi de la diminution proportionnelle de la pourriture d'hôpital.

La pourriture d'hôpital, en empêchant la pratique de plusieurs amputations parfaitement indiquées et par la suractivité cicatrisante qui suit la disparition des accidents, a donné quelques succès inespérés. Plusieurs blessés chez lesquels se trouvaient réunies toutes les indications à des amputations de membres, n'ayant pu subir ces opérations, par la crainte que l'on avait de voir les plaies envahies par la pourriture d'hôpital, ont vu leurs plaies se déterger, puis se couvrir de bourgeons de bonne nature et se cicatriser promptement.

C'est à cette suractivité d'organisation, de réparation, qui remplace la pourriture d'hôpital, après le mouvement éliminatoire que nous devons la conservation de membres qui, dans les conditions ordinaires, auraient été nécessairement sacrifiés.

Obs. XII. S..., sergent-major au 23ᵉ léger, atteint d'un éclat d'obus à l'articulation huméro-cubitale gauche, entré à l'hôpital le 20 mai.

La blessure de ce sous-officier remonte à dix jours environ ; l'articulation est ouverte ; la plaie est atteinte de pourriture d'hôpital. On a enlevé quelques esquilles qui appartiennent au condyle de l'humérus.

Dimensions et forme de la plaie : forme ovale ; grand diamètre, 11 centimètres ; petit diamètre, 7 centimètres.

Le pourtour est rouge, boursouflé, puis tout le centre est d'un gris noir, baigné d'une sanie infecte. La partie externe de l'articulation huméro-cubitale est brisée en petites esquilles ; l'articulation est ouverte ; plaie très-douloureuse. Le malade est d'une sensibilité exagérée, le moindre mouvement détermine des douleurs très-aiguës. Le membre est placé sur une attelle coudée à angle droit, attelle recouverte d'un matelas de ouate, la main posée dans la pronation, sur l'extrémité de l'attelle, l'avant-bras et le bras reposant sur le même plan. L'attelle est fixée dans cette position au moyen d'un bandage roulé, disposé de telle sorte que la plaie reste à nu, ainsi que les tissus ambiants. Application de quelques pointes de feu autour de la plaie ; cautérisation profonde dans l'intérieur de la plaie ; lotions avec l'eau et l'alcool camphré.

L'état général du malade laisse beaucoup à désirer ; constitution délicate, système nerveux très-irritable ; pouls contracté très-variable, de 80 à 100 ; toux légère. L'auscultation ne fait rien découvrir du côté de la poitrine. Langue blanche, rouge à la pointe ; constipation.

Bouillon maigre ; limonade gommeuse ; 30 grammes de sulfate de soude.

Le 21, les douleurs du bras sont moindres, le malade a dormi ; il a eu deux selles abondantes ; pouls à 90.

La plaie n'a pas été modifiée d'une manière appréciable, les bords paraissent moins tendus.

Même pansement que la veille. Le malade éprouvant un peu d'appétit, on lui donne le quart et deux œufs à la coque ; limonade gazeuse.

Le 23, nouvelle application de pointes de feu autour de la plaie, cautérisation de quelques points à l'intérieur ; charbon et quinquina sur la plaie, continuation des lotions camphrées alcooliques ; le membre est maintenu un peu élevé au moyen de coussins de crin.

M. l'inspecteur médical BAUDENS, dont j'ai été l'aide-major au Val-de-Grâce, montrait très-souvent, dans son service, les avantages que l'on pouvait retirer de l'emploi du crin dans la confection des coussins ; pour les fractures j'ai eu bien souvent dans ma pratique l'occasion de constater la supériorité du crin sur toute autre matière, telle que balle d'avoine, laine, coton, paille, etc. Il y a économie dans l'emploi du crin, parce qu'un simple lavage permet de le faire servir indéfiniment. Les irrigations continues ne l'altèrent en rien, l'élasticité du coussin est parfaite ; on peut, suivant les indications, varier la forme et le volume du coussin que l'on prépare d'une manière extempéranée.

Le 25, les bords de la plaie se sont un peu affaissés, l'étendue de la plaie paraît moindre ; si le mal n'a pas diminué, du moins il ne progresse pas.

L'état général paraît meilleur, l'appétit est revenu. Le quart, une panade et deux œufs en omelette, du chocolat, du vin et des oranges ; limonade vineuse.

Le 26, la plaie commence à se déterger ; j'enlève encore quelques esquilles de la grosseur d'un pois, l'une a une forme aiguillée et appartient au radius. Du reste, toute l'articulation est très-tuméfiée, très-douloureuse.

Continuation du même pansement.

Le 30, la plaie est rosée dans toute son étendue, mais le fond laisse apercevoir des surfaces osseuses qui sont à nu.

Extraction d'une lamelle détachée de l'olécrâne, toute la tête du radius a été enlevée par fragments ; je sectionne avec une pince une petite pointe saillante ; le bandage roulé et son attelle sont convertis en appareil inamovible. Au moyen de bandelettes de linge gommées, des lames de ouate ont été disposées avec soin sur la peau.

Pansement avec un linge fenêtré, enduit de cérat, de la charpie et du vin aromatique.

Jusqu'au 20 juin, la plaie s'est rétrécie de moitié, mais le moindre mouvement du bras provoque encore de vives douleurs.

Le 21, réapparition des accidents de pourriture d'hôpital coïncidant avec un embarras gastrique, peau chaude ; pouls à

110. Le blessé, très-impressionnable, désespère de sa guérison; constipation.

Bouillon maigre ; 30 grammes de sulfate de soude ; oranges ; limonade gommeuse.

Application du feu sur le pourtour de la plaie, qui est devenue saignante.

Jus de citron; poudre de quinquina et de charbon sur la plaie; lotions avec l'alcool camphré et l'eau.

Le 22, légère amélioration de l'état général de la plaie.

Le 25, tous les accidents de pourriture d'hôpital ont cessé; la plaie est redevenue rosée; elle se couvre de bourgeons de très-bonne nature. L'état général permet de nourrir le malade.

. On les transporte tous les jours, pendant deux heures, au jardin.

A la fin du mois de juillet, l'ankylose de l'articulation est très-bien établie ; la plaie peut être considérée comme cicatrisée.

A ce moment, ce sous-officier reçut sa nomination au grade de sous-lieutenant; il dut être évacué sur l'hôpital de l'ambassade russe.

Mon collègue et ami, M. le docteur LELOUIS, fut chargé de continuer le traitement; sauf une petite rechute de pourriture d'hôpital, qui dura très-peu de temps, le malade n'éprouva aucun accident jusqu'à sa sortie définitive de l'hôpital vers la fin d'août.

Cicatrice parfaite, mais adhérente aux os; ankylose angulaire complète.

Ce blessé, à l'hôpital de l'École préparatoire, était dans une salle confiée à un de nos aides-majors, M. le docteur GLÆSEL. Les soins éclairés et constants de notre collaborateur et ami n'ont pas peu contribué au résultat heureux que nous avons obtenu.

Assurément, en temps ordinaire, une blessure aussi grave que celle que nous venons de signaler nécessiterait l'amputation du bras ou la résection de l'articulation huméro-cubitale.

Les conséquences de la pourriture d'hôpital ont été des plus heureuses pour le blessé.

Un fait analogue s'est présenté pour l'articulation scapulo-humérale.

Obs. XIII. Lanal, du 9e d'artillerie, entré à l'hôpital le 22 avril, venant de Crimée, blessé depuis douze jours; balle ou biscaïen ayant détruit une partie du muscle deltoïde, côté droit; les os paraissent avoir été épargnés.

Énorme gonflement et teinte érysipélateuse du moignon de l'épaule.

Cet homme est très-robuste; pansement simple; lotions avec l'eau froide; bras suspendu au moyen d'une écharpe.

Le 23, toute la plaie est prise de pourriture d'hôpital; cautérisation ponctuée sur toute la peau érysipélateuse qui environne la plaie.

Léger embarras gastrique; bouillon maigre et 40 grammes de sulfate de soude.

Le 26, l'état général est bon. La pourriture d'hôpital paraît s'être bornée; je détache avec les ciseaux et par le lavage d'énormes lambeaux de tissu cellulaire et, dans le fond de la plaie, nous trouvons l'articulation scapulo-humérale ouverte et la tête humérale, que nous croyons intacte, divisée en quatre ou cinq fragments, qui sont enlevés sans difficulté.

Injection d'eau et d'alcool camphré dans la plaie.

Le 28, nous commençons à nourrir le malade; alimentation tonique, côtelettes grillées, vin de Bordeaux, limonade vineuse.

La plaie se déterge; prenant un point d'appui sur l'autre épaule, je relève le membre blessé comme pour une luxation scapulo-humérale.

Le 6 mai, la plaie est complétement détergée. Les chairs végètent de toutes parts; l'étendue de la plaie diminue.

Le 20, nouvelle atteinte de pourriture d'hôpital peu grave. Application du cautère actuel sur les points grisâtres.

Le 23, toute la plaie est couverte de bourgeons de bonne nature.

Le 16 juin, la cicatrice est complète.

Quand le bras est fixé au corps par un bandage, l'avant-bras et la main peuvent fonctionner très-facilement. Les mouvements de l'articulation scapulo-humérale sont nuls; il existe une grande dépression dans la région deltoïdienne, le muscle a été en grande partie détruit. Je pense néanmoins que plus tard il y aura dans ce point des mouvements en avant et en arrière. Le malade sort de l'hôpital avec une écharpe qu'il doit porter longtemps encore, de manière à tenir le bras relevé.

Ici, il y avait une erreur de diagnostic, la fracture de la tête de l'humérus avait été méconnue; admettons un instant que cette fracture ait été reconnue, l'amputation n'était possible qu'en taillant un lambeau auxiliaire; la résection ne pouvait se faire, parce qu'on n'aurait pas eu de tissu sain pour recouvrir la plaie.

La pourriture d'hôpital a simplifié la question, les fragments de la tête humérale ont été éliminés, ainsi qu'une grande quantité de tissu cellulaire et de tissu musculaire; la suractivité d'organisation, dont les plaies après la pourriture d'hôpital nous ont donné tant d'exemples, est venue combler les vides, et la cicatrice énorme qui s'en est suivie nous a fourni un résultat aussi avantageux qu'on pouvait le désirer.

Quels sont les tissus que la pourriture d'hôpital attaque et détruit le plus facilement?

Le tissu fibreux, le tissu des artères, le névrilemme, jouissent-ils d'une immunité au milieu du désordre local?

Telles sont les questions que j'ai dû me poser et auxquelles les faits se sont chargés de répondre. Le tissu cellulaire, le tissu conjonctif nous a paru incontestablement, de tous les tissus, celui sur lequel la pourriture d'hôpital exerçait le plus ses ravages, surtout dans la première forme de pourriture d'hôpital, celle que nous désignons sous le nom de forme ulcérante gangréneuse.

Pas une de nos plaies n'a failli à nous prouver ce fait.

Quand l'époque de la réaction éliminatrice était arrivée, on enlevait d'énormes lanières de tissu cellulaire sous-cutané, péri-musculaire, tandis que les muscles, les artères, les nerfs, semblaient résister davantage. Cependant on ne saurait regarder ces derniers tissus comme formant une barrière à l'invasion de la pourriture d'hôpital. Voyons d'abord les aponévroses, les tendons ; toutes les fois que ces parties ont été mises à nu, il y a une exfoliation produite avant d'arriver à la cicatrisation. Quant à ces lames blanches que l'on aperçoit au fond des plaies et que l'on supposerait borner la pourriture d'hôpital, il n'en est rien, le mal envahit les parties sous-aponévrotiques, puis les aponévroses elles-mêmes disparaissent dans ce magma élaboré par le typhus des plaies.

Obs. XIV. Le nommé Alker, de la légion étrangère, robuste soldat, venant de Crimée, entre à l'hôpital, le 15 mai 1855, pour une blessure par balle à la main gauche. La première phalange du pouce a été brisée dans son milieu, et la deuxième phalange a disparu. La plaie est rouge, irrégulière ; au centre, on sent les rugosités résultant de la fracture de la phalange ; gonflement considérable de l'éminence thénar et de la main. Etat général bon ; bains de bras prolongés, frictions mercurielles sur la main et l'avant-bras.

Le 18, nous avons un phlegmon sous-aponévrotique de la paume de la main, tuméfaction de l'avant-bras et du bras, œdème du tissu cellulaire sous-cutané, lymphongite très-prononcée. Applications de pointes de feu à la partie interne du bras et sur la face antérieure de l'avant-bras, frictions mercurielles. Le toucher permet de reconnaître déjà la formation de pus dans la région palmaire.

Le 21, ouverture de l'abcès sous-aponévrotique palmaire : une quantité peu considérable de pus s'écoule par l'ouverture pratiquée. A partir de ce jour, l'état de la plaie du pouce s'améliore, des bourgeons charnus de bonne nature apparaissent. Mais, à la main, le décollement a été considérable : on aperçoit l'aponé-

vrose palmaire à nu au fond de la plaie. Large incision transver-
sale de la peau, dans le but de faciliter l'écoulement du pus.

Le 28, le malade offre des signes d'embarras gastrique, face
vultueuse, yeux brillants, mal de tête, langue saburrale, pouls
large, plein, diarrhée; pendant la nuit, vomissements de matières vertes.

La suppuration de la paume de la main a été moins considérable; les bourgeons de la plaie sont plus rouges.

Diète, limonade gommeuse, ipécacuanha, 1 gramme.

Le 29, la plaie du pouce, la plaie de la paume de la main
sont prises de pourriture d'hôpital; cette dernière plaie s'est
agrandie avec une rapidité effrayante : l'éminence thénar et hypo-
thénar sont envahies, une portion de la peau est sphacélée. L'état
général est meilleur, le malade a vomi abondamment, la langue
est plus nette, la tête n'est plus congestionnée, trois selles
diarrhéiques.

Soupe maigre et pruneaux, limonade gommeuse, sulfate de
quinine, 0,7.

Application du cautère actuel autour de la plaie palmaire, lotions avec l'alcool camphré et l'eau.

On aperçoit, dans toute son étendue, l'aponévrose palmaire
qui se détache en lignes blanches dans le fond de la plaie, ainsi
que les feuillets aponévrotiques des éminences thénar et hypo-
thénar.

Le 30 mai et le 1er juin, nous ne faisons que suivre les progrès de destruction de la pourriture d'hôpital.

On enlève des lambeaux de tissu cellulaire qui semblent venir
de l'avant-bras; injection d'eau et d'alcool camphré dans tous
les clapiers de la plaie, afin d'enlever le plus possible les parties mortifiées et le liquide sanieux qui est comme infiltré dans
les alvéoles du tissu cellulaire. Nous retirons aussi des débris
aponévrotiques qui se détachent de cet amas de matières en
putréfaction; les trois lames aponévrotiques de la main disparaissent.

Le 4, la détersion de la plaie du pouce et surtout de la plaie
palmaire commence : nous mettons une palette dorsale à cette
main, afin de prévenir la flexion forcée des doigts dans la formation du tissu cicatriciel. Le tissu aponévrotique de la paume
de la main a disparu presque complétement. Les gaînes des tendons ont été mises à nu et s'exfolient.

Sur tous ces débris, des bourgeons charnus se développent, et, le 3 juillet, la plaie était complétement guérie.

Les mouvements des doigts sont très-restreints, les tendons ne glissent plus dans leurs gaînes ; le pouce est représenté par un petit moignon très-court qui ne contient plus que l'extrémité métatarsienne de la première phalange.

Je n'ai cité cette observation qu'au point de vue de la destruction complète de l'aponévrose palmaire par la pourriture d'hôpital.

Nous avons vu aussi très-souvent l'aponévrose *fascia-lata* former un plan blanchâtre au fond des plaies prises de pourriture d'hôpital. Dans cet état, l'aponévrose a subi l'action de la pourriture d'hôpital.

Le sphacèle intéresse une partie ou la totalité de l'épaisseur de l'aponévrose, quelquefois les tissus cellulaire et musculaire. On doit cependant reconnaître que, la plupart du temps, le mal tend à suivre les couches de tissu cellulaire, surtout du tissu cellulaire à mailles peu condensées. Les artères ne sont pas toujours épargnées par la pourriture d'hôpital.

Obs. XV. Le nommé Kell, fusilier au 6e de ligne, entré à l'hôpital, le 7 juin 1855, venant de Crimée, a reçu une balle au niveau de la fourchette sternale.

Dirigé obliquement en dehors, ce projectile a détruit les attaches inférieures du muscle sterno-cleïdo-mastoïdien droit, formant ainsi une plaie assez étendue au fond de laquelle on aperçoit des battements artériels dus au tronc branchio-céphalique et à l'artère sous-clavière ; une portion de la clavicule est à nu.

La tête est fléchie en avant au moyen d'un bandage. Le malade est maintenu presque assis dans son lit par des coussins qui aident aussi à la flexion de la tête sur la poitrine.

Jusqu'au 12 juin, rien de remarquable : ce jour-là, la plaie est prise de pourriture d'hôpital. Le malade a été très-agité pendant toute la nuit, il a arraché tout son pansement : la plaie, ainsi laissée à l'air, était couverte de pourriture d'hôpital et les tissus ambiants très-tuméfiés; un peu de délire vague, langue couverte de saburres (atteinte légère de typhus), sueurs abondantes.

Bouillon, limonade sulfurique., sulfate de quinine, 0,7.

Les profondeurs de la plaie sont détergées au moyen d'eau tiède.

Le voisinage des artères empêche de recourir à la cautérisation.

L'élimination des parties mortifiées est à craindre; on aperçoit un vaste putrilage dans le fond de la plaie où sont les gros vaisseaux que nous avons cités. Pansement avec de la charpie arrosée d'eau et de bichlorure de fer.

Le 13, 14, 15, aucun changement, ni dans l'état général, ni dans l'état local.

Le 15 au soir, je suis appelé en toute hâte auprès du malade, qui avait une hémorrhagie : elle a été foudroyante, une grosse artère était ouverte, le sang avait coulé à flots.

Quand je suis arrivé auprès du malade, il était mort. Nous nous sommes consolé par la pensée qu'aucune opération n'était possible dans les conditions où se trouvait ce blessé.

Autopsie. Vingt-quatre heures après la mort.

Il importait de préciser le point par où l'hémorrhagie avait eu lieu.

Après avoir lavé la plaie avec de l'eau chlorurée, j'ai pratiqué une ouverture de 5 centimètres de diamètre à la partie gauche de la poitrine au-dessus et en dedans du mamelon gauche, et j'ai introduit une large canule dans la crosse de l'aorte. L'injection d'eau simple poussée dans ce point s'est écoulée, en grande partie, par l'artère sous-clavière droite, près de sa naissance; le muscle scalène antérieur était détruit, soit par le projectile, soit par la pourriture d'hôpital; les deux tiers de calibre de l'artère étaient réduits en putrilage.

Une tache noire, allongée, de la longueur d'une pièce de 50 c., existait sur la face supérieure de la veine sous-clavière; le tronc branchio-céphalique, mis à nu, nous a paru plus pâle qu'à l'état normal; au-dessus et au-dessous, les vaisseaux propres de l'artère étaient très-injectés.

La tunique interne de l'artère sous-clavière et du tronc branchio-céphalique, dans les environs du point lésé, est très-rouge ; le calibre de la sous-clavière, en dehors de la lésion, est diminué considérablement de volume.

Anémie générale très-prononcée, poumons sains ; tube digestif, quelques arborisations rouges par zones dans la portion jéjunale ; aucune altération vers la valvule iléo-cœcale, cerveau ramolli à sa surface ; cervelet, ramollissement très-marqué dans la périphérie, mais surtout à sa base ; méninges d'une teinte opaline très-prononcée.

Obs. XVI. Geneste, zouave, entré à l'hôpital le 20 mai, venant de Crimée, blessure par une balle un peu au-dessus des malléoles, sillon, fracture incomplète du péroné au-dessus de la malléole.

La blessure date de dix jours ; la suppuration est établie, mais la plaie n'est pas bien nette ; on sent, du côté du péroné, de petites esquilles qui sont enlevées avec soin.

Le 24, la plaie est en très-bon état ; des bourgeons de bonne nature se sont développées presque partout, cependant deux points du péroné sont encore à nu.

Le 27, le malade se plaint de maux de tête ; la face est rouge, le pouls plein, langue saburrale ; la plaie paraît en bon état.

Limonade vineuse, lavement laxatif, sulfate de quinine, 0,5.

Le 28 ; le malade a peu dormi, il a souffert de sa plaie : déjà, en enlevant son bandage, l'odeur de la pourriture d'hôpital nous avait frappé. La plaie a presque doublé d'étendue, bords sanguinolents, putrilage, gelée, d'un gris noir sur toute la surface de la plaie, qui, par l'élévation de ses bords, paraît très-profonde.

Application de pointes de feu tout autour de la plaie.

Pansement avec le charbon et le quinquina, lotions avec l'eau et l'alcool camphré.

L'état général s'est un peu amélioré. Nourriture tonique, vin de Bordeaux, etc.

Le 29, l'appareil est un peu souillé de sang ; on y fait à peine attention. Même pansement que la veille. Le pansement est à peine appliqué que le sang coule en abondance. Nous nous rendons auprès du malade.

Compression de l'artère crurale par un aide. L'appareil à pansement est enlevé complétement et la plaie lavée à grande eau.

Un petit suintement de sang à la partie supérieure de la plaie, au milieu de la gouttière péronéo-tibiale, nous indique le point de départ de l'hémorrhagie. Je fais cesser les compressions inguino-crurales, et un jet de sang assez considérable s'élance par l'artère tibiale antérieure, entièrement libre. La compression est exercée de nouveau sur l'artère crurale, et nous procédons à la recherche de l'artère tibiale antérienre, que je trouve à l'angle supérieur de la plaie ; elle est détruite dans toute l'étendue de la plaie. Par une incision de 3 centimètres, l'angle supérieur de la plaie est prolongé ; le tube artériel apparaît d'un rouge brun ; son extrémité libre baigne au milieu du putrilage voisin : cette extrémité est repliée sur elle-même avec un tenaculum. Je saisis une couche des tissus et le bout replié de l'artère dans une anse de fil qui est serrée fortement.

L'hémorrhagie cesse ; nous ne pouvons découvrir l'orifice supérieur de la portion inférieure de l'artère ; du reste, comme il n'y a pas d'écoulement de sang, je suspends toutes recherches.

Pansement avec de la charpie arrosée d'un mélange à parties égales d'eau et de liqueur de PRAVAZ (bichlorure de fer).

La pourriture d'hôpital a persisté jusqu'au 2 juin : ce jour-là, l'élimination commence. L'état général est bon.

Le 5 juin, l'élimination des parties sphacélées est complète ; on aperçoit, dans le fond de la plaie, les tendons des muscles, la partie externe du tibia mise à nu, le péroné également en partie dénudé ; la ligature n'est pas tombée.

Pansement simple.

Le 10 juin, nous retirons la ligature. L'hémorrhagie ne s'est pas reproduite ; les os se recouvrent de bourgeons charnus. Rien de remarquable jusqu'à la guérison, qui est complète le 17 juillet.

Nous avons fait, avec le même succès et dans les mêmes conditions, une ligature de la cubitale, à la partie inférieure de l'avant-bras. Nous avons pu lier les deux bouts ; au milieu du putrilage de la plaie, l'artère avait été détruite dans une étendue de 2 à 5 centimètres. Nous avons donc eu des exemples assez fréquents de destruction du tissu artériel par la pourriture d'hôpital.

Cette modification locale intéresse une partie de la to-talité du calibre du vaisseau.

L'hémorrhagie peut se produire, ou dans le moment de l'élimination ou en dehors de cette époque, si la par-tie atteinte offre une grande étendue ; le simple effort du sang contre les parois suffit pour rompre la frêle bar-rière qui lui est opposée.

Quant à la question de savoir si la ligature de l'artère doit être faite dans un point rapproché de la plaie, dans un point même en communication avec cette plaie, ou bien s'il y a avantage à s'éloigner de la plaie infectée, Les faits cités y répondent.

Dans les deux cas, les dangers de la production de la pourriture d'hôpital me paraissent les mêmes, et nous croyons qu'il y a avantage à opérer dans le point le plus rapproché de celui où l'hémorrhagie s'est produite. Les nerfs m'ont paru plus difficilement atteints par la pour-riture d'hôpital que le tissu artériel. Je n'ai rencontré que des nerfs d'un petit volume englobés au milieu des détritus de la pourriture d'hôpital.

A la cuisse les nerfs sciatiques, au bras les nerfs mé-dian et radial, ont été vus par nous au milieu des plaies atteintes de la pourriture d'hôpital ; le névrilemme m'a toujours paru intact, et plus tard, après la cicatrisation de ces plaies, la persistance de la sensibilité normale at-testait l'intégrité de ces organes.

Nous avons vu le cerveau atteint par la pourriture d'hôpital. C'était chez un homme qui avait été trépané en Crimée pour un enfoncement du crâne par une balle, partie inférieure, côté droit, hémiplégie à gauche. La pourriture d'hôpital s'est développée dans cette plaie, et le malade est mort, présentant un putrilage de la subs-

tance cérébrale, à une assez grande profondeur, presque
jusqu'au ventricule latéral droit.

Après avoir cédé aux différents modes de traitement
employés ou aux efforts seuls de la nature, la pourriture
d'hôpital peut-elle récidiver sur la même plaie ? Ici la ré-
ponse est facile.

Les exemples de deux et trois atteintes de pourriture
d'hôpital sur la même plaie ne sont pas rares. A la sup-
pression de l'hôpital de Canlidjé, le 15 juin 1856, nous
avons évacué un de nos blessés, dont la plaie, sillon
simple par une balle à la partie externe de l'articulation
huméro-cubitale, n'était pas encore cicatrisée, bien qu'elle
datât de six mois ; elle avait été prise au moins vingt
fois de pourriture d'hôpital. L'état général du blessé pa-
raissait bon et la blessure était peu grave par elle-même.
Nous avons lieu d'espérer que le changement de résidence aura amené une guérison rapide chez cet intéres-
sant blessé.

Nous arrivons à la deuxième partie de ce mémoire.

DU TYPHUS DES PLAIES A L'HÔPITAL DE CANLIDJÉ, DU 1er AOUT
1855 AU 15 JUIN 1856.

L'hôpital de Canlidjé, situé sur la rive asiatique du
Bosphore, à trois lieues de Constantinople, à une lieue
de la mer Noire, en face de Chenikeuï, a été installé
dans une délicieuse maison de campagne cédée à l'administration française par Méhémet-Ali, pacha d'Egypte. Si
ce palais offrait à ses premiers habitants une résidence
agréable, salubre peut-être, nous pensons que sa con-
version en établissement hospitalier n'a pas donné tous
les résultats heureux qu'on en attendait.

On peut facilement avoir une idée de cet hôpital, en se figurant deux larges pavillons carrés, à trois étages pour le pavillon nord, et deux étages pour le pavillon sud. Une longue cour, bornée à l'est par la montagne et à l'ouest par une muraille, relie entre eux ces deux pavillons; chacun d'eux peut contenir cent malades. Le Bosphore coule au devant de ces bâtiments, dont il n'est séparé que par un quai très-étroit.

Les navires, en passant, rasent de leurs vergues les fenêtres de notre hôpital. La montagne, sur ce point, est si rapprochée du Bosphore qu'on a creusé ses flancs pour y construire cette habitation.

Des murs de soutènement élèvent le long du Bosphore une succession de plates-formes qui montent comme des gradins jusqu'au sommet de la montagne.

Cette position de l'hôpital indique déjà de grandes conditions d'humidité.

La montagne nous abrite contre les vents d'est et de sud-est.

Les vents du sud, du nord et de l'ouest nous arrivent en toute liberté, mais ils viennent se briser contre la montagne, qui, dans ce point, décrit un léger coude.

Le soleil n'arrive sur l'hôpital que vers les onze heures ou midi, la montagne s'élevant presque à pic au-dessus des bâtiments.

Un parterre de fleurs, entretenu par le jardinier du pacha, offre aux malades une promenade charmante qui longe le Bosphore jusqu'auprès de l'yali de Fuad-Pacha.

Le pavillon nord offre à peu près au niveau du jardin trois petites salles très-convenablement disposées, contenant ensemble trente cinq lits.

Les salles voisines sont humides et sombres. Quant

aux salles placées à l'étage inférieur, les plafonds sont très-bas, l'aération difficile ; de plus, il y règne une grande humidité, toutes les croisées s'ouvrent sur le Bosphore. Dans le pavillon sud, quarante-cinq lits sont placés dans de bonnes conditions de ventilation et de lumière. Les cinquante-cinq autres lits occupent des salles basses, mal aérées, où la lumière arrive à peine.

Les lieux d'aisance, disposés en grand nombre dans les deux pavillons, sont pourvus de conduits en mauvais état, qui sont ouverts dans l'épaisseur des murailles ; il en résulte une mauvaise odeur qui se répand dans beaucoup de salles, malgré les soins de propreté les plus assidus.

Le Bosphore qui coule sous les fenêtres de nos malades, les navires qui le sillonnent sans cesse dans tous les sens, les charmants villages disposés en amphithéâtre sur les collines de la rive européenne, les riches palais de Baltalimman, de Mériam, de Sténia, offrent sans doute un ravissant spectacle, bien capable de récréer nos blessés ; c'est là le beau côté de la question. La proximité du Bosphore a pour premier inconvénient d'entretenir dans nos salles une grande humidité ; de plus, il charrie constamment des cadavres de bœufs, venant, soit de Belcos, soit de la mer Noire.

Ces cadavres en putréfaction s'arrêtaient souvent au-dessus ou au-dessous de notre hôpital, quelquefois devant notre débarcadère ; il en résultait une odeur infecte dans toutes nos salles.

Malgré nos réclamations, malgré les ordres sévères et réitérés de l'autorité turque, on n'a jamais pu obtenir des populations de la rive d'Asie de repousser les charognes dans les grands courants ; les habitants, au contraire, les tiraient sur les bords pour fournir aux tribus de chiens errants une nourriture très-estimée de ces hôtes si respectés par les Turcs.

Pendant tout l'été et l'automne, cette cause d'insalubrité n'a pas cessé d'agir.

C'était surtout dans l'espace compris entre la baie de Tchibouckli et l'yali de Fuad-Pacha que ces cadavres s'amoncelaient.

La température pendant les mois d'août, de septembre et d'octobre a été très-élevée. Nous avons eu fréquemment du vent du sud ; c'est surtout par ce vent que les diarrhées se déclarent.

Le 4 septembre 1855, le choléra s'est déclaré dans notre hôpital et a duré jusque vers le 15 octobre ; il régnait en même temps au camp de Maslack, au village de Chenikeuï, tandis qu'il épargnait Constantinople.

C'est vers le mois de novembre 1855 que le typhus a commencé à sévir avec une certaine intensité ; vers le mois de mai, l'épidémie a perdu de sa gravité, grâce aux mesures hygiéniques prescrites et à la diminution du nombre des malades.

L'hôpital de Canlidjé, par suite de sa position sur le Bosphore, avait été spécialement consacré au service des blessés ; mais après la prise de Sébastopol le nombre des blessés ayant diminué considérablement, notre hôpital a reçu indifféremment des blessés et des fiévreux.

C'est surtout à Canlidjé que j'ai pu étudier la seconde forme de pourriture d'hôpital, celle à laquelle j'ai donné le nom de forme ulcérante couenneuse ; nous l'avons observée dans ses caractères les plus tranchés.

En septembre, en octobre, en hiver, nous avons eu la variété *hémorrhagique*.

*Mouvement des malades traités à l'hôpital de Canlidjé
du 1er août 1855 au 15 juin 1856.*

Blessés.	105 entrés,	64 sortis,	41 morts.
Fiévreux	837 »	646 »	191 »
	942 »	710 »	232 »

Tous nos blessés ont été pris de pourriture d'hôpital à des degrés divers. Chez quelques-uns, cette maladie des plaies a récidivé deux ou trois fois, même davantage. Quant au chiffre si considérable de la mortalité, il doit être attribué à l'épidémie de choléra que nous avons subie au mois de septembre, et au typhus qui est venu ensuite désoler nos salles.

Malades atteints de typhus dans nos salles ou venus du dehors :

Du mois d'août au 1er janvier 1856, 209 ; guéris, 158 ; morts, 51.

Du mois de janvier 1856 au mois de juin, 196 ; guéris, 117 ; morts, 73 ; plus, 6 convalescents évacués le 15 juin.

Nos derniers malades évacués de l'hôpital de Canlidjé, lors de sa fermeture, ont été des malades qui avaient subi le typhus, et quelques blessés dont les plaies présentaient encore la pourriture d'hôpital.

Typhus des plaies. — Forme ulcérante couenneuse.

Dans cette forme du typhus des plaies, le premier symptôme est le même que pour la forme ulcérante gangréneuse, c'est la douleur de la plaie, qu'elle soit accompagnée ou suivie d'accidents généraux, ou qu'elle se borne à une altération locale.

Quand on découvre une plaie laissée la veille en bon état, on la trouve augmentée d'étendue, les bords sont rouges, saignants, taillés en biseau aux dépens de la peau ; on dirait un vaste chancre serpigineux, mais la tuméfaction des bords, l'induration périphérique sont moins considérables, moins profondes que dans la première forme de ponrriture d'hôpital. Le mal semble être plus superficiel.

Le fond de l'ulcère est gris, on peut soulever cet enduit qui recouvre la surface de la plaie ; c'est une fausse membrane d'une épaisseur variable, reposant sur des bourgeons très-rouges, saignants. Les filtrations intermusculaires et sous-dermiques du mal que nous avons signalées dans la forme ulcérante gangréneuse n'existent pas ici. C'est un ulcère s'étendant superficiellement, avec exsudations couenneuses sur des bourgeons charnus rutilants ; cet ulcère s'étend en largeur quelquefois très-rapidement ; en une nuit, l'étendue d'une plaie a souvent été doublée. Les humeurs sécrétées par cette surface couenneuse sont très-liquides et moins abondantes que dans la forme précédente. Les détritus caséeux, jaunes, noirs, manquent ici. La durée des atteintes est plus longue, la guérison moins franche, la suractivité de cicatrisation que nous avions signalée pour la première forme n'est plus aussi marquée.

D'une manière générale, on peut peut dire que, dans cette nouvelle forme de la maladie, la marche est plus lente, la détersion de la plaie moins radicale et le mal plus sujet à se reproduire.

Ici nous n'avons plus retrouvé ces énormes pertes de

substances que nous avions autrefois. De même que dans l'autre forme de pourriture d'hôpital, les accidents généraux sont ou ne sont pas appréciables.

Je m'étais souvent posé la question de savoir si , dans un cas de lésion indiquant une amputation , la présence de la pourriture d'hôpital était une contre-indication à l'amputation.

Pour ma part, admettant que la modification typhique de la plaie résultait d'une infection générale, je n'ai pu me décider à pratiquer une amputation chez un individu atteint de pourriture d'hôpital. D'autres praticiens, partant de cette idée généralement admise que, dans la pourriture d'hôpital, le mal était local et qu'on pouvait pratiquer des amputations en dehors des limites de la plaie typhique, ont suivi une route différente de la nôtre. J'ai vu trois opérations pratiquées dans ces conditions; chez ces trois opérés, la pourriture d'hôpital s'est reproduite sur la plaie nouvelle vers le troisième et le cinquième jour après l'opération.

Les deux exemples suivants viennent à l'appui de mon opinion :

Le nommé Bigorgne, 2e d'artillerie , atteint d'une balle qui a fracturé les os du carpe et du métacarpe, entre à l'hôpital le 16 juin. La plaie est prise de pourriture d'hôpital; amputation de l'avant-bras le 29, reproduction de la pourriture d'hôpital le 6 juillet; accidents divers, mort le 16 août.

Le nommé Kern , 2e voltigeurs de la garde, entré le 28 mai à l'hôpital, balle ayant fracturé le premier et le deuxième métacarpien de la main droite et ouvert les articulations carpo-métacarpiennes. Ce malade est pris de pourriture d'hôpital. Amputation du poignet dans l'articulation radio-carpienne, les extrémités osseuses sont mises à nu, reproduction de la pourriture d'hôpital, amputation nouvelle dans la continuité des os à l'avant-bras; réapparition des accidents typhiques locaux , aucune réaction éliminatrice, septicémie, diarrhée, mort le 6 août.

Dans cette nouvelle forme de la pourriture d'hôpital, la cautérisation ponctuée autour de la plaie ne nous a plus donné les mêmes succès que dans la forme gangréneuse. Tandis que le fer rouge, porté directement sur les parties malades, est encore, de tous les moyens, celui qui nous a le mieux réussi, les caustiques divers, la potasse, l'acide sulphurique nitrique, irritaient la plaie, la rendaient saignante. Pendant un certain temps, la teinture d'iode appliquée sur la plaie a paru réussir dans les cas où le cautère actuel échouait. Quand les bords de la plaie étaient très-douloureux, nous avons eu recours à l'emploi de la bouillie d'opium, de la pommade de goudron. Lavages avec le vin aromatique seul, avec le vin aromatiqae allié à l'opium, lavages avec l'alcool camphré pur ou étendu d'eau, pansements avec le coton; tels sont les différents moyens que nous avons employés successivement avec des succès divers.

En définitive, nous n'avons pu arriver ici à une médication locale aussi bien déterminée que pour la pourriture d'hôpital à forme gangréneuse. Vers le mois de décembre, une nouvelle modification s'est encore opérée dans la forme de la pourriture d'hôpital. La couenne qui recouvrait la plaie est devenue moins épaisse, plus foncée en couleur, des bourgeons charnus d'un rouge vif la perforent de distance en distance; à chaque pansement, le sang ruisselait en nappe de tous ces bourgeons charnus, le lavage à l'eau froide suffisait pour arrêter cette petite hémorrhagie capillaire qui se reproduisait au pansement suivant. Etat stationnaire de la plaie que rien ne modifie.

Puis, tout d'un coup, sans pouvoir trouver aucune liaison entre la thérapeutique locale et la guérison, amélioration de la plaie, puis guérison. Les moyens qui réussissent chez un ou deux blessés échouent chez les autres. Aussi, vers la fin, ne pouvant arriver à rien de précis, nous faisions successivement parcourir à ces ulcères chroniques toute la liste des moyens qui étaient à notre disposition jusqu'à ce qu'on soit arrivé à un résultat favorable.

Cet état stationnaire et cette résistance à toute médication locale sont deux caractères de cette variété de pourriture d'hôpital. Depuis les émollients, les cataplasmes, les lotions narcotiques jusqu'aux caustiques, nous avons tout employé, en tâchant d'observer l'action thérapeutique et de saisir quelque indication positive. Nous avons obtenu des succès isolés par des moyens divers, sans que nous puissions relier cela par une idée générale.

Vers la fin de l'hiver, le nombre de nos blessés avait beaucoup diminué, les fiévreux remplissaient nos salles. Dès que les plaies ont manqué, nous avons eu la même maladie sous un autre nom, le typhus général.

Obs. XVI. Royer, 2e voltigeurs de la garde, très-robuste, entré à l'hôpital le 10 août 1855, présentant une large plaie contuse à la partie externe de la cuisse gauche par un éclat de bombe ; blessure datant de douze jours, offrant une étendue égale à celle de la main ; suppuration de bonne nature ; pansement simple.

Le 13, la plaie est devenue douloureuse, saignante sur les bords ; lotions avec de la décoction émolliente opiacée.

Le 14, les bords de la plaie sont renversés en dehors, tout le fond de la plaie est devenu gris, çà et là des stries rouges ; cautérisation ponctuée périphérique, lotions avec l'eau et l'alcool camphré.

Aucun changement jusqu'au 17.

La plaie n'a pas augmenté d'étendue; la douleur est moins vive, les bords sont moins élevés, moins saignants.

Le 20, la détersion de la plaie commence; la couenne grise disparaît par plaques, des bourgeons rosés se développent à sa place. Pansement avec un linge fenêtré, de la charpie, mêmes lotions que précédemment trois fois par jour, un seul pansement.

Le 21, la plaie est très-belle, elle a diminué d'étendue de près de moitié à partir de ce jour jusqu'au 6 septembre, jour de la sortie du malade.

Aucun accident n'est survenu, la cicatrisation a marché avec assez de rapidité.

Vers le moment de l'invasion de la maladie, ce blessé a présenté quelques symptômes d'embarras gastrique, qui ont cessé sous l'influence de la diète et de 50 grammes de sulfate de soude; le surlendemain, je commençai de nouveau à nourrir ce malade, à lui donner du vin de quinquina, de la limonade vineuse, etc. C'est là un de nos cas les plus heureux.

Obs. XVII. Meugnot, soldat au 98e de ligne, forte constitution, entré à l'hôpital le 4 septembre, venant de Crimée, atteint d'une plaie contuse au côté gauche de la poitrine et à la partie interne du bras gauche par un éclat de bombe, blessé le 22 août.

A son entrée à l'hôpital, les plaies de ce blessé étaient en très-mauvais état, sans présenter encore les accidents typhiques; coloration rouge du pourtour des plaies résultant de la macération prolongée de la peau par les humeurs des plaies qui n'avaient pas été pansées depuis cinq jours. La respiration est normale dans toute l'étendue de la poitrine, affaiblissement du bruit respiratoire aux environs de la plaie, sous-matité bien prononcée.

Le malade ne tousse pas, n'a pas craché de sang; pansement simple deux fois par jour; le quart de portion, du lait pour boisson, eau gommeuse.

Jusqu'au 9, rien de particulier; l'érythème du pourtour des

plaies a disparu , mais la suppuration n'est pas encore devenue louable.

Le 9, le malade se plaint d'un mal de tête, la matité du côté gauche a augmenté, il y a de la toux, langue blanche, plate, pouls plein à 98 ; les plaies n'ont pas changé d'aspect.

Diète ; eau gommeuse ; potion avec émétique, 0,4, par cuillerée d'heure en heure.

Vomissement à la troisième cuillerée de la potion , puis la tolérance s'établit.

Le 10 , amélioration sensible dans l'état général ; le malade a eu trois selles diarrhéiques , peau sudorale. Même état des plaies, soupe au lait ; eau gommeuse.

Le 11 , les plaies sont devenues douloureuses, se sont recouvertes d'une couenne grise. L'état général est bon; quart, soupe au lait , omelette, du lait et eau gommeuse.

Un pinceau de charpie dans la teinture d'iode est promené autour des plaies et sur toute la surface; pansement simple recouvert d'une lame de ouate. Deux pansements par jour jusqu'au 18, état stationnaire. On dirait même que les plaies se sont étendues en largeur. Continuation des mêmes pansements.

Le 18, la couenne paraît plus mince, on commence à apercevoir des bourgeons charnus , mais rouges et saignants; la plaie n'a pas gagné en profondeur.

Le 19, la plaie se déterge , et les bourgeons charnus prennent un meilleur aspect; pansement avec un linge fenêtré et de la charpie.

Le 23, les plaies se sont couvertes de bourgeons rosés , leur surface a beaucoup diminué.

Le malade mange les trois quarts et boit du Bordeaux.

Le 10 octobre, la plaie du bras est cicatrisée, celle de la poitrine offre encore une surface de la largeur de la main.

Le 20, la pourriture d'hôpital reparaît à l'angle supérieur de la plaie de poitrine, qui gagne par ulcération du côté du mamelon. Douleurs très-vives ; pansement avec la bouillie d'opium.

Le malade est un peu débilité, cependant aucun accident du côté de la poitrine; même régime alimentaire ; vin de quinquina.

Le 28, la pourriture d'hôpital semble se borner; elle a dépassé le mamelon qui a disparu. Pansement avec le jus de citron et le vin aromatique, deux pansements par jour.

Le 30, tous les accidents locaux de la plaie ont disparu, elle est redevenue vermeille; à partir de ce moment, rien à signaler; la cicatrisation est lente, et bien que la pourriture d'hôpital n'a plus reparu, de temps en temps il y a eu une sorte d'arrêt dans la marche de la cicatrisation, qui n'a été bien complète que le 20 décembre. Sortie du malade le 24 du même mois.

Nous avons vu fréquemment cet état stationnaire des plaies, sans qu'on puisse l'attribuer à aucune cause appréciable, les bourgeons charnus deviennent rouges et saignants. Les moyens qui nous ont le mieux réussi dans ces cas-là, sont la cautérisation avec le nitrate d'argent et les fomentations émollientes; après deux ou trois pansements, la plaie paraît subir une sorte de détente et tout rentre dans la normalité.

J'ai indiqué dans cette observation l'emploi de la ouate sur les pansements pour remplacer les compresses. M. l'inspecteur médical Baudens avait recommandé d'employer ainsi le coton, afin d'économiser le linge à pansement neuf qui commençait à devenir rare.

L'emploi de la ouate nous a paru très-avantageux, les pansements sont faciles; les moyens de contention, bandes ou bandages de corps, s'appliquent très-bien, la constriction est plus uniforme, plus douce sur les plaies. En dernier lieu, on évite d'employer du linge relavé, qui, au point de vue de la propreté, laisse toujours beaucoup à désirer.

Le lavage du linge est une chose importante, en dehors de toute idée de transmission de la maladie par le contact. L'installation de nos hôpitaux en campagne ne permet pas de rendre le linge aussi propre qu'il devrait être; nous pensons qu'il vaudrait mieux remplacer cette pièce à pansement par de la ouate.

Les malades y gagneraient au point de vue de la propreté. La pression des moyens de contention serait plus douce et plus uniforme, les plaies seraient soumises à une température plus égale, et, en définitive, il y aurait économie.

Obs. XVIII. Boulet, du 98ᵉ de ligne, sujet très-faible, constitution usée, bien que ce militaire ne soit âgé que de vingt-deux ans, entré à l'hôpital le 4 septembre pour une plaie contuse à la partie postérieure de la jambe gauche par un boulet qui a enlevé une partie de la masse musculaire, blessure reçue depuis six jours, surface sanieuse, déchiquetée, commencement de pourriture d'hôpital, diarrhée. Cautérisation profonde avec le fer rouge, pansement avec de la charpie arrosée d'eau et d'alcool camphré. Quart de portion, un riz au lait, des œufs, du vin de Bordeaux, eau gommeuse vineuse; deux pilules de Ségond le soir, fomentations sur le ventre.

Le 5, l'état général du malade paraît meilleur; certains points de la plaie montrent des bourgeons de bonne nature, mais la plus grande partie de la plaie est recouverte d'une couenne grisâtre de 2 ou 3 millimètres d'épaisseur, que l'on peut enlever par lamelles de la grandeur d'une pièce de 50 centimes. Cette exsudation plastique est transparente, on aperçoit de distance en distance des lignes rouges qui peuvent être dues à la présence de globules sanguines enclavés dans ce produit pathologique. J'ai bien souvent désiré avoir entre les mains un microscope pour étudier complétement cette formation couenneuse.

Même préception de la veille, le 7 et le 8, état stationnaire.

Le 9, la diarrhée reparaît. La plaie, dans toutes ses anfractuosités, est recouverte d'une exsudation grise, les bords eux-mêmes ne sont plus rouges et saignants, mais gris et déjetés en dehors, sans turgescence. J'ai retrouvé ces productions couenneuses sur des ulcérations d'amygdales du voile du palais, du pharynx, consécutives à des états scorbutiques. Crême de riz; quatre pillules de Ségond dans la journée; lavements opiacés; nouvelle cautérisation de la plaie.

Le 10 et le 11, aucun changement.

Le 12, le malade a passé une bonne nuit; une partie de la plaie se déterge. Le quart de potion; eau gommeuse vineuse; vin de Bordeaux.

Jusqu'au 25, j'ai eu quelque espoir de conserver ce blessé, mais la diarrhée a reparu plus forte; la plaie, qui, du reste, ne s'est jamais complétement détergée, devient de nouveau très-grise.

Le 30, le malade s'éteint.

Autopsie vingt quatre heures après la mort.

En ce qui regarde la plaie, des incisions pratiquées dans différentes directions nous ont bien prouvé que le mal était tout superficiel ou du moins qu'il ne s'étendait pas profondément; coloration noire, de 3 millimètres de profondeur, des parties musculaires qui forment le fond de la plaie. La veine saphène interne est parfaitement saine. Corps très-pâle, très-amaigri; poumons sains, anémiés, flasques; cœur très-petit, pâle; rate et foie très-noirs, mais d'un volume peu considérable; tube digestif anémié; muqueuse ramollie surtout près de la valvule iléocœcale et près du duodénum, des plaques noires sur le bord libre de l'intestin. La muqueuse est très-ramollie sur ces plaques, le dos du scalpel l'enlève facilement, mais il n'existe pas d'ulcération; ponctuation noire éparse sur la muqueuse du gros intestin, c'est une altération des follicules isolés.

Crâne. L'arachnoïde et la pie-mère sont pâles, un peu opaques; cerveau anémié; ventricules pleins de sérosité.

Je regarde ce malade comme ayant succombé à des accidents de septicémie.

Obs. XIX. Goy, du 26e de ligne, très-robuste, entré à l'hôpital le 14 octobre; large plaie coutuse à la partie externe de la jambe droite par un boulet, blessure reçue, plus d'un mois auparavant, à la prise de Sébastopol.

Ce blessé nous arrive avec une pourriture d'hôpital qui a envahi toute la plaie; le péroné est à nu, dans une étendue de 5 centimètres, sur la face externe seulement.

Le 15, cautérisation de la plaie avec l'acide sulfurique concentré, pansement simple, lotions avec de l'eau froide.

Le malade mange les trois quarts de la portion, boit du vin, etc.

Le 18, la plaie commence à se déterger sur quelques points; les bourgeons, de bonne nature, forment çà et là des îlots qu'environne la production couenneuse.

Le 26, la détersion est complète; les bourgeons charnus commencent à recouvrir le péroné dénudé.

Jusqu'au 20 novembre, la plaie avait fait de grands progrès vers la cicatrisation. A ce moment, nous avons vu reparaître les accidents typhiques locaux : bords rouges, saignants, érysipélateux, douloureux. Pansement avec la bouillie d'opium.

Le 22, la douleur a disparu, la production couenneuse est plus marquée, quelques points hémorrhagiques.

Cautérisation avec l'acide sulfurique, lotions avec l'eau froide.

La plaie est restée stationnaire jusqu'au 29 novembre, puis elle est redevenue vermeille.

Rien n'a plus entravé la guérison jusqu'au 24 décembre, jour de la sortie du blessé.

Obs. XX. Meunier, du 26e de ligne, entré à l'hôpital le 14 octobre, un mois après sa blessure: il présente une plaie contuse de la face avec fracture incomplète de la branche ascendante du maxillaire inférieur (côté droit) par un éclat d'obus.

La blessure est profonde; la glande parotide forme le fond de la plaie, qui, du reste, paraît en bon état.

Le 25, suppuration peu abondante, bords un peu rouges. En examinant le fond de la plaie, j'aperçois une esquille assez volumineuse détachée de la branche ascendante du maxillaire : cette esquille est enlevée, ainsi que trois ou quatre autres plus petites.

Le 30, le malade a beaucoup souffert de sa plaie : les bords sont tuméfiés, rouges; le champ de la plaie s'est agrandi et recouvert d'une couenne grise assez épaisse. Le malade présente, en outre, tous les symptômes d'un embarras gastrique.

Bouillon maigre, sulfate de soude 40 grammes, tisane d'orge miellée.

Cautérisation de la plaie avec l'acide chlorhydrique, pansement simple, lotions avec la décoction de têtes de pavot opiacée, à 4 grammes d'extrait par litre.

L'état général s'améliore; quant à l'état local, avec des alternatives de mieux et de rechute, la plaie reste stationnaire jusqu'au 7 novembre : ce jour-là, nous avons une hémorrhagie très-forte par une branche de la temporale, si ce n'est par le tronc lui-même.

Pansement de la plaie et tamponnement avec des bourdonnets de charpie trempés dans de la solution de perchlorure de fer : l'hémorrhagie s'arrête.

Nous avons constamment donné à notre blessé les trois quarts de pain, qui étaient convertis en trois panades (la mastification étant impossible), du vin de Bordeaux, de la limonade vineuse, etc.

Le 15, la plaie est complétement détergée, elle est vermeille, son étendue diminue rapidement. Pansement simple.

Le 1er décembre, le malade commence à manger du pain (la mie).

Le 23, la cicatrisation de la plaie était complète, sans fistule salivaire.

Le malade est sorti le 24 décembre.

Nous ne voulons pas multiplier le nombre de ces observations de typhus des plaies ; sauf des questions de détail, elles se ressemblent à peu près toutes.

Les caractères distinctifs de cette forme de pourriture d'hôpital, observée surtout à l'hôpital de Canlidjé, sont :

1° L'existence d'une couenne grise, d'épaisseur variable, avec points hémorrhagiques, à la surface des plaies ;

2° Lenteur de sa marche ;

3° Son extension plutôt en surface qu'en profondeur ;

4° Sa tendance à récidiver ;

5° Une activité de cicatrisation consécutive moins prononcée qu'à la suite de la forme gangréneuse ;

6° Indications thérapeutiques difficiles à saisir, presque toujours douteuses.

Du traitement du typhus des plaies.

Nous avons dit que le typhus des plaies pouvait être considéré comme une modification locale résultant d'un empoisonnement général appréciable ou non, empoisonnement causé par l'encombrement des ambulances, des hôpitaux, des navires par un grand nombre de malades dont l'organisme est altéré par les souffrances de la guerre.

Si le typhus proprement dit a été plus rare durant l'hiver et l'été 1855 que dans les mois suivants et en 1856, la pourriture d'hôpital n'y est peut-être pas étrangère. Dans cette hypothèse, les plaies auraient fait l'office d'émonctoire par où l'organisme se serait débarrassé des miasmes infectieux; chez les uns, les sécrétions naturelles ont suffi pour éliminer le poison typhique, ceux-là n'ont pas eu d'accidents généraux ni locaux; chez d'autres, les sécrétions naturelles et le typhus de la plaie ont suffi à l'élimination du principe nuisible: dans ce cas nous avons eu une pourriture d'hôpital simple, sans accidents généraux appréciables.

Enfin, l'élimination n'a pu se faire complétement, ni par les voies naturelles, ni par la plaie; de là les accidents généraux, dont l'expression la plus simple est l'embarras gastrique, tandis que le typhus à des degrés différents de gravité est le dernier terme.

A côté de ces accidents typhiques, nous plaçons encore comme cause de mort un autre ordre de phénomènes pathologiques qui se rattachent directement à la septicémie.

De cet aperçu théorique que je crois confirmé par la marche de la maladie, par l'examen des faits, découle le traitement auquel nous avons soumis nos malades, traitement qui nécessairement se divise en deux parties, selon qu'il a trait à la maladie elle-même ou bien à l'altération locale.

Traitement général.

La première indication à remplir est de placer le malade dans de bonnes conditions hygiéniques.

Salles vastes, bien aérées, bien éclairées.

L'habitation sous la tente, malgré ses inconvénients, est préférable à un encombrement des salles.

Toutes les fois qu'une plaie s'est présentée à nous, atteinte de pourriture d'hôpital, sans accidents généraux appréciables, nous avons continué à nourrir notre malade comme en état de santé, à lui donner du vin, du café, des oranges, etc., bornant nos soins à la plaie.

Dans les cas d'embarras gastrique simple, suivant les indications particulières, nous avons eu recours aux purgatifs salins ou aux vomitifs. Le vomitif qui nous a paru réussir le mieux est l'ipécacuanha à la dose de 2 grammes ou 1 gramme; presque toujours cette médication, aidée d'un régime convenable, a amené rapidement la cessation de ces accidents généraux.

L'usage des boissons nitrées nous a paru avantageux à la suite de ces embarras gastriques, puis l'alimentation redevenait substantielle, tonique, dès que le malade pouvait la supporter.

Il y a dans le développement des accidents typhiques généraux trois périodes bien distinctes :

1° Celle d'invasion, simple embarras gastrique, avec ou sans céphalalgie.

2° Céphalalgie intense, délire, quelquefois vomissements ou diarrhées, sueurs plus ou moins abondantes, alternant sans régularité avec des frissons, quelquefois exanthème cutané (ce dernier phénomène a été plus complet, et à peu près constant chez les malades du deuxième hiver, tandis qu'il a manqué souvent chez nos blessés atteints de typhus général et local).

3° Période adynamique, ici le coma existe la plupart

du temps, quelquefois la diarrhée survient et la maladie se termine par la guérison ou la mort.

Chez quelques-uns de nos blessés ces trois périodes se sont souvent succédé avec une très-grande rapidité, surtout les deux premières; la dernière période elle-même avait une durée très-courte ou très-longue, sans qu'on puisse rien prévoir; quand elle était courte, on voyait tout à coup le blessé sortir comme d'un sommeil profond, sa première parole était pour demander à manger; sans satisfaire complétement et immédiatement à cet appétit exagéré, nous en tenions compte assez pour arriver par une gradation rapide à une nourriture substantielle qui était parfaitement supportée.

Le traitement de ces accidents typhiques généraux était différent suivant les périodes de la maladie.

Dans les cas de céphalalgie intense, et après avoir consulté l'état du pouls et la constitution de l'individu, nous avions recours à une saignée de 4 ou 500 grammes ou à une application de sangsues à l'anus, quelquefois aux tempes; alors nous appliquions ces sangsues par deux, de manière à avoir un petit écoulement de sang que nous prolongions, par de nouvelles applications, pendant quatre ou cinq heures. Lotions froides sur le front. Rarement nous avons renouvelé ces saignées, nous avions remarqué ailleurs qu'elles étaient presque toujours suivies promptement d'un état adynamique grave; quand, après une première saignée, l'état du pouls et les phénomènes cérébraux semblaient indiquer une nouvelle saignée, nous préférions recourir à un purgatif salin, à un lavement laxatif.

Dans la période de l'embarras gastrique, les purgatifs salins nous ont paru réussir mieux que toute autre médication.

Dans les derniers temps, nous en étions arrivé à les employer presque toujours à l'exclusion des vomitifs, même de l'ipécacuanha. Ordinairement l'administration d'un seul purgatif suffisait pour amener les modifications que nous désirions dans l'état du pouls, de la peau, etc.; si la peau restait sèche, l'ipécacuanha à la dose de 4 ou 5 décigrammes en potion, à prendre d'heure en heure par cuillerées, déterminait une détente.

Le sulfate de quinine faisait la base du traitement de la deuxième période. La forme rémittente sous laquelle la maladie se présentait, nous autorisait à l'emploi de cette médication; après des essais de différentes doses, nous sommes arrivé à donner le sulfate de quinine, dans la majorité des cas, à la dose de 0,7, rarement à 1 gramme.

Dès que la période adynamique s'était prononcée, la boisson ordinaire devenait la limonade vineuse et 0,5 de sulfate de quinine le matin; pendant la nuit une potion avec alcool nitrique 1 gramme.

Dans les cas de coma prononcé, révulsifs sur les extrémités inférieures; les vésicatoires à la nuque nous ont donné des succès assez fréquents pour les recommander.

Dans les cas de fuliginosité et sécheresse de la langue, nous avons employé avec avantage le calomel à dose réfractée, 0,1, en douze paquets. Nous reviendrons sur ce point de thérapeutique en nous occupant du typhus en particulier. Si, à ce moment, il survenait une diarrhée légère, nous la respections; si cette diarrhée fatiguait trop le malade, si la langue était humide, on lui administrait, ou une potion avec extrait gommeux d'opium 5 centigrammes, et ipécacuanha 0,4, à prendre par cuillerées, ou bien un lavement opiacé. Quelquefois nous avons donné, dans cette période, la décoction de quinquina en boisson : nous n'avons pas remarqué une action bien évidente, surtout bien salutaire.

En traitant du typhus spécialement, nous développerons davantage le point qui nous occupe, et qui ici doit rester en seconde ligne.

Nous avons eu cinq cas de typhus sidérant, qui tous ont été promptement mortels. Céphalalgie intense, vomissements de matières bilieuses très-noires, selles noires et infectes, coma et mort rapide : dans ces cas, nous avons administré le sulfate de quinine à haute dose, une fois un vomitif avec l'émétique et l'ipécacuanha ; en même temps, les infusions de thé, de tilleul ; puis, plus tard, les révulsifs sur les extrémités inférieures, vésicatoires aux cuisses, aux mollets ; cautérisation avec le fer rouge le long de la colonne vertébrale et à la nuque : rien n'a pu empêcher la terminaison funeste.

Dans les cas de septicémie, nous avons eu quelques succès, quand les accidents ne se développaient pas du côté des organes respiratoires.

Les purgatifs salins, les boissons sudorifiques, le sulfate de quinine à la dose de 0,5 matin et soir, le vin de quinquina, nous ont paru réussir généralement ; mais ici il est difficile de rendre compte de notre action thérapeutique.

La diarrhée maintenue dans de certaines bornes nous paraît un moyen d'élimination du principe morbide ; quand la diarrhée arrive à un point plus avancé, elle devient une maladie grave par elle-même.

Favoriser une diarrhée éliminatrice sans arriver à des accidents graves ; provoquer un fonctionnement de glandes sudoripares, des reins, de l'appareil salivaire, tel a été le but que nous nous sommes proposé dans la thérapeutique de la septicémie : ici, comme pour la convalescence du typhus, nourriture abondante et aussi succulente que possible pour nos malades, dès que leur état le permettait.

Nous aurions bien aussi à nous occuper de la convalescence, qui mérite une sérieuse attention, et qui, par les accidents consécutifs, peut jeter un certain jour sur la nature de la maladie : nous y reviendrons dans un autre endroit.

Traitement local des accidents typhiques des plaies.

Dans quelques cas où la maladie s'est présentée sans gravité, dans la forme ulcérante gangréneuse, nous nous sommes borné plusieurs fois à des pansements simples que nous arrosions avec de l'eau froide : dans ces cas, la rougeur périphérique, la turgescence inflammatoire des bords, l'absence d'accidents généraux, promettaient une prompte réaction éliminatrice. On peut avoir une idée du travail pathologique qui se passait dans les plaies, en se reportant aux phénomènes locaux d'une brûlure au troisième ou quatrième degré, sphacèle d'une partie, cercle éliminatoire qui s'établit sur la limite des parties saines et des parties mortes, suppuration de bonne nature dans ce point; les parties sphacelées se séparent, les bords s'affaissent : on a une plaie qui est couverte de bourgeons charnus de bonne nature.

Sous l'influence d'un pansement simple arrosé d'eau froide, nous avons vu plusieurs fois les phénomènes pathologiques de notre pourriture d'hôpital à forme ulcérante gangréneuse se passer de la même manière.

C'est à favoriser, à accélérer ce travail éliminateur que nous avons appliqué tous nos efforts.

Primitivement, nous avons porté le cautère actuel dans la plaie, de manière à dépasser les limites des parties altérées : sans doute, ce moyen nous a réussi très-souvent, mais il y a des inconvénients, des contre-indications; la pratique a modifié notre première manière de faire au sujet de la cautérisation par le fer rouge. J'avais souvent été témoin des succès obtenus par M. le professeur Sé-DILLOT, au moyen de la cautérisation ponctuée, dans le traitement local des érysipèles phlegmoneux étendus : j'ai cru devoir employer le même moyen, dans le but de dé-terminer la réaction éliminatrice.

Ce moyen a eu un plein succès, surtout dans la première forme de pourriture d'hôpital; voici comment je procédais : 1º cautérisation ponctuée autour de la plaie, sur toute la hauteur du cercle rouge induré qui l'envi-ronnait; 2º deux ou trois pointes de feu sur la plaie elle-même, si elle offrait une grande étendue; sinon, je m'abstenais de cette deuxième opération ; linge trempé dans l'eau froide appliqué sur la plaie pendant une heure, puis pansement simple, quelquefois arrosé avec de l'al-cool camphré et de l'eau.

La cautérisation ponctuée doit se pratiquer, non point sur le bord ulcéré, mais à 1 ou 2 centimètres en dehors, dans le cercle érysipélateux qui précède l'ulcération; on peut répéter la même opération, quand il y a lieu, à deux ou trois jours d'intervalle. Si cette deuxième cauté-risation est impuissante à provoquer une réaction élimi-natrice, seulement alors j'ai recours à la carbonisation de toute la surface de la plaie par le fer rouge. L'absence de douleurs durant cette opération est chez le malade un très-mauvais signe, surtout si, le lendemain, un cercle éliminatoire ne s'est pas produit, si le mal a fait de nou_ veaux progrès au milieu de chairs pâles et flasques : la mort est à peu près certaine.

Dans les cautérisations par le fer rouge, la proximité de gros vaisseaux artériels est-elle une contre-indication à l'emploi de ce moyen ? Nous ne le pensons pas : l'action du feu est très-locale dans ce cas-là, on la borne mieux qu'avec l'acide sulfurique, la potasse et même le caustique de Vienne. Si la pourriture d'hôpital a envahi le tissu artériel, l'hémorrhagie se produira, que l'on s'abstienne ou non.

J'ai trouvé, dans les amputations des cuisses, des états typhiques si graves de la plaie, que rien n'était à ménager. J'ai enfoncé profondément des cautères rougis à blanc dans les tissus putréfiés aux environs de l'artère crurale : jamais je n'ai eu d'accidents, aucune hémorrhagie, ni primitive ni consécutive, par le fait du cautère.

De tous les moyens employés dans le traitement local du typhus des plaies, la cautérisation par le fer rouge est celui dont l'intervention thérapeutique est la plus évidente, la moins contestable, dans la forme ulcérante gangréneuse surtout, que le feu soit porté sur la plaie elle-même ou dans les environs, comme je l'ai pratiqué si souvent.

L'emploi du cautère actuel a été moins heureux dans le traitement de la deuxième forme de pourriture d'hôpital, la forme couenneuse et hémorrhagique. Les cautérisations périphériques ont dû être rejetées; sous leur influence, l'ulcère augmentait d'étendue, au lieu d'en venir à une élimination curative.

Nous n'avons pas mieux réussi en portant le cautère directement sur les plaies revêtues d'un enduit couenneux : cette cautérisation déterminait une grande irritation de la plaie, qui devenait très-saignante et très-douloureuse.

Caustiques potentiels.

Nous avons eu recours à différents caustiques, tels que l'acide sulfurique, l'acide chlorhydrique, le nitrate acide de mercure : l'application de ces caustiques a toujours été très-douloureuse, la douleur se prolongeait plus long-temps que par le cautère actuel, et les résultats obtenus ne nous ont pas encouragé à insister sur leur emploi. Outre que leur action ne peut être bornée aussi exacte-ment que celle du fer rouge, les caustiques liquides que nous avons employés dans les deux formes de pourriture d'hôpital irritaient les plaies, sans y déterminer une in-flammation éliminatrice franche comme le faisait le cau-tère actuel.

En dernier lieu, nous avions renoncé à la cautérisation potentielle : nous n'avons remarqué aucune différence dans les résultats obtenus par les acides sulfurique, ni-trique ou chlorhydrique.

Des émollients.

L'état de certaines plaies nous avait paru réclamer l'emploi des émollients; nous avons eu recours aux cata-plasmes de lin, aux fomentations avec la décoction de guimauve. L'effet de cette médication a été quelquefois nuisible, rarement favorable d'une manière évidente.

Le nommé Faucomprèz, du 26ᵉ de ligne, entré le 14 octobre à Canlidjé; amputation de l'avant-bras.

Pourriture d'hôpital, forme ulcérante couenneuse, le 7 no-vembre; tuméfaction inflammatoire du moignon. Application d'un cataplasme sur la plaie, garantie par une couche légère de charpie; même pansement pendant deux jours.

Au lieu de s'amender, les accidents typhiques devenaient plus graves : la plaie est badigeonnée avec de la teinture d'iode ; pansement simple.

Au bout de dix jours, les accidents avaient disparu.

Récidive dans le mois de décembre : nouvel emploi de la teinture d'iode.

Guérison définitive et sortie du blessé le 6 janvier.

Nous avons cru souvent trouver des indications bien positives à l'emploi des émollients : ils ne nous ont jamais réussi.

Narcotiques, préparations d'opium.

Nous avons eu peu d'occasion de les employer dans la forme ulcérante gangréneuse ; mais nous avons été amené à y recourir dans la forme couenneuse : là, ils nous ont donné souvent de bons résultats. La bouillie d'opium est la préparation opiacée que nous avons le plus employé ; le cérat opiacé vient ensuite, quelquefois aussi la teinture d'opium ou le laudanum appliqués directement sur la plaie ; cette ordre de médicament a été employé pour satisfaire à une indication, la douleur.

Toniques.

De tous les toniques, le vin aromatique est celui dont l'emploi nous a donné le plus de succès. Jusqu'à la fin, dans les deux formes de pourriture d'hôpital, le vin aromatique seul ou étendu d'eau, additionné quelquefois de teinture d'opium, a été d'un emploi fréquent et d'une action généralement salutaire. La rougeur des bords de la plaie, l'existence de bourgeons charnus saignants, rutilants, ne sont pas des contre-indications à l'emploi de ce tonique ; aussi nous avions fini par employer généralement ce mode de pansement, et nous n'arrivions à d'autres médicaments qu'après avoir constaté son inefficacité. Nous avons varié aussi le mode d'emploi : quelquefois nous nous bornions à laver les plaies avec le vin aromatique étendu d'eau, et le pansement se faisait en arrosant la plaie avec du jus de citron et en saupoudrant sa surface avec de la poudre de quinquina et de charbon pulvérisé.

Si les succès ont été fréquents dans la pourriture d'hôpital à forme gangréneuse, il n'en a pas été de même dans la forme couenneuse, dont la guérison a été plus difficile, et où nous avons été obligé de changer souvent de médicament, à cause de leur insuccès. On serait tenté de dire de cette forme de pourriture d'hôpital, comme on l'a dit de la tuberculisation pulmonaire : la foule des médicaments préconisés employés témoigne de l'impuissance de l'art dans la guérison du mal.

Acides végétaux et astringents toniques.

Jus de citron, poudre de quinquina et de charbon.

Le jus de citron, exprimé directement sur la plaie, a été fréquemment employé dès le début et avec succès, même dans la forme couenneuse ; son emploi a paru modifier avantageusement les plaies, c'est un bon médicament qui mérite d'être essayé. Nous avons été amené à nous servir en même temps du jus de citron et de la poudre de quinquina et de charbon dont nous soupoudrions la plaie. Cette médication locale compte quelques succès ; mais, à la fin de l'épidémie, nous avions laissé de côté l'emploi du quinquina et du charbon, parce que son action individuelle ne nous a pas paru bien prouvée, et en cherchant des exemples positifs de son action salutaire, nous avons été obligé de reconnaître que très-souvent nous n'avons employé cette préparation que par habitude et sur la foi de ses succès passés.

Sulfate de cuivre.

Solution à 4 grammes pour 100 grammes d'eau.

Dans la pourriture d'hôpital à forme couenneuse, ce médicament nous a rendu quelques services lorsque les plaies étaient saignantes, indolentes; succès incertain, médicament souvent inactif, quelquefois nuisible, sans que j'ai jamais pu saisir des indications positives à son emploi.

Perchlorure de fer.

Il était impossible que l'emploi du perchlorure de fer ne fût pas essayé dans le traitement de la pourriture d'hôpital.

Au point de vue théorique, l'espoir de trouver un spécifique dans le perchlorure de fer a pu se présenter ; aussi au milieu des insuccès qui nous arrivaient assez souvent, plusieurs ont employé le perchlorure de fer et, d'après ce que j'ai entendu dire, sans résultats bien favorables. Quant à moi, je puis résumer aussi ma pratique : pour le typhus des plaies à forme gangréneuse, résultat nul ; pour la forme ulcérante couenneuse et hémorrhagique, quelques succès douteux. Nous avons employé la liqueur de PRAVAZ pure ou étendue d'eau à parties égales ; la liqueur pure coagule bien les putridités des plaies ; le lavage enlève ensuite facilement ce détritus ; la liqueur au perchlorure étendue d'eau produit les mêmes effets à un degré moindre; quant à modifier la marche du mal, en aucune façon nous n'avons remarqué aucune action bien évidente, même dans la forme hémorrhagique.

Les lotions chlorurées n'ont qu'un avantage, celui d'enlever la mauvaise odeur.

Les lotions avec la solution de sulfate de fer sont dans le même cas.

La pommade de goudron a modifié avantageusement quelques pourritures d'hôpital à forme couenneuse.

L'onguent au styrax et l'onguent de la mère ont été essayés par nous, vers les derniers temps, dans le but *d'exciter* les plaies et d'activer l'élimination des parties qui devaient être rejetées ; nous avons obtenu de rares succès, le plus souvent nous avons dû renoncer à ce moyen.

Les onctions mercurielles autour des plaies dans la forme ulcérante couenneuse et hémorrhagique n'ont pas été heureuses ; il en a été de même de quelques pansements que nous avons faits en soupoudrant la membrane couenneuse avec du calomel en poudre.

Teinture d'iode.

C'est surtout dans la forme ulcérante couenneuse que nous avons employé ce moyen. Les succès que ce médicament nous a donnés si souvent en chirurgie, les heureuses applications qu'on en fait tous les jours, nous mettaient dans l'obligation d'expérimenter ce médicament ; nous l'avons fait avec le plus grand soin et avec persistance ; *a priori*, on devait espérer, surtout dans la forme couenneuse que la teinture d'iode nous rendrait de grands services ; il n'en est pas toujours ainsi. Sans doute, dans plusieurs cas, la surface des plaies a été modifiée avantageusement ; sans doute, nous ne dirons pas que la teinture d'iode ne réussit jamais ; mais nous dirons que ce médicament ne nous a pas fourni les résultats que nous étions en droit d'attendre ; il nous a paru réussir dans les cas d'atonie des plaies, avec exsudations couenneuses épaisses ; nous avons employé ce médicament de la manière la plus simple, en versant de la teinture d'iode sur la plaie elle-même, recouvrant le tout de charpie, puis d'une lame de ouate ; d'autres fois, nous avons badigeonné la plaie et les environs de la plaie au moyen d'un pinceau de charpie trempé dans la teinture.

Obs. XXI. Dublair, du 39e de ligne, entré le 14 octobre à l'hôpital de Canlidjé, atteint d'une plaie contuse par un éclat de bombe à la partie externe et inférieure du bras droit, près de l'articulation du coude; forte constitution. L'articulation huméro-cubitale est intacte.

La plaie est prise de pourriture d'hôpital le 15 novembre, forme couenneuse ; l'étendue de la plaie est devenue considérable. Application du feu le 16, pansement aromatique : la marche envahissante de la pourriture d'hôpital est arrêtée.

Etat stationnaire jusqu'au 25 ; la plaie est badigeonnée avec la teinture d'iode.

Le 28, amélioration sensible.

Le 3 décembre, la plaie est vermeille, rosée ; le blessé est pris de typhus. Durant cette maladie, quelques points de la plaie sont successivement atteints de nouveau par la pourriture d'hôpital, puis se détergent sous l'influence du pansement avec le vin aromatique.

Au mois de janvier, le malade est complétement guéri de son typhus ; la plaie est de nouveau couverte d'une exsudation couenneuse. Nouvelle application de teinture d'iode : la plaie redevient rosée et reste stationnaire, malgré tous nos efforts à amener la cicatrisation.

Il serait trop long d'énumérer les moyens que nous avons employés ; pansements par occlusion avec les bandelettes de diachylum, avec les bandelettes de Vigo, avec la pommade de goudron, le sulfate de cuivre, les applications de feu ; tout a été employé sans succès, la pourriture d'hôpital a récidivé au moins dix-sept fois chez ce courageux soldat, depuis son entrée à l'hôpital, le 14 octobre 1855, jusqu'à sa sortie, le 15 juin 1856, lors de la fermeture de cet établissement.

Encore est-il sorti avec une plaie de la largeur d'une pièce de cinq francs, dont le fond était dur, comme cartilagineux , avec une surface rouge et saignante; plusieurs fois l'état général de ce blessé a été souffrant ; c'est à son désir énergique de guérir qu'il a dû d'échapper à tant d'accidents : ici, l'intervention de la teinture d'iode a été évidente , la plaie s'est couverte de bourgeons qui paraissaient de bonne nature ; quelle raison empêchait la cicatrice de se former ? Probablement l'état général était profondément altéré par le milieu où ce militaire a été si longtemps plongé. Le changement de résidence a dû opérer une modification salutaire.

Obs. XXII. Le nommé Lagrèle, du 6e de ligne, coup de bis caïen à la partie antérieure de l'aisselle, fracture comminative de l'humérus, désarticulation scapulo-humérale le 17 juin.

Cicatrisation incomplète de la plaie le 4 août, trajets fistuleux dans différents sens.

La pourriture d'hôpital se déclare le 8 septembre : injections iodées. Tuméfaction considérable du moignon, puis détente générale en quelques jours; les trajets fistuleux persistent, plusieurs abcès se forment. Ponction de ces abcès et injections iodées : guérison incomplète. Atteint de typhus au mois de novembre : guérison; persistance des trajets fistuleux, qui sont repris par la pourriture d'hôpital. Nouvelles injections iodées, iodure de fer à l'intérieur : l'état général s'améliore, les trajets fistuleux finissent par s'oblitérer. Sortie de l'hôpital, après guérison, le 6 janvier 1856.

C'est là un des plus beaux cas de réussite de la teinture d'iode.

Nous pourrions en citer encore plusieurs, mais les insuccès ont été aussi fréquents ; j'ai remarqué dans ces cas d'insuccès, que la pommade de goudron employée consécutivement réussissait bien.

En résumé, comme modificateur des plaies dans la pourriture d'hôpital à forme couenneuse, la teinture d'iode est un médicament qui doit être employé, mais qui n'a pas une action aussi généralement heureuse que nous l'espérions. Quand après deux applications ce médicament n'a pas amené un résultat favorable, il doit être abandonné pour un autre, la persistance dans son emploi augmente les accidents.

Pour la pourriture d'hôpital à forme gangréneuse, la teinture d'iode n'a pas réussi.

Ainsi, le feu dans ses différents modes d'application, le vin aromatique, les lotions avec l'alcool camphré étendu d'eau, la pommade de goudron, le jus de citron, la teinture d'iode, forment la série de médicaments dont l'application nous a paru la plus favorable. Les autres, comme le perchlorure de fer, le sulfate de cuivre, les lotions chlorurées, la teinture d'opium, satisfont à des indications particulières sans avoir une action bien évidente sur le mal.

Les émollients ont toujours été nuisibles. Nous ne pouvons nous empêcher d'indiquer ici une pratique de pansement qui, surtout dans la première forme de pourriture d'hôpital, nous a paru très-bonne : c'est le lavage prolongé des plaies typhiques avec un mélange d'eau et d'alcool camphré, dans les proportions de 500 grammes d'alcool pour 1000 grammes d'eau.

Voici comment nous procédions : le mélange d'eau et d'alcool camphré étant fait dans une bassine de cuivre, la plaie était d'abord lavée à grande eau, puis avec des bourdonnets de charpie que nous trempions dans le mélange alcoolique, nous allions presser sur tous les points où la matière putride existait encore contenue dans les alvéoles du tissu cellulaire ; on renouvelait cette manœuvre quatre ou cinq fois, jusqu'à ce que toute la sanie ait été exprimée et qu'il ne restât plus que les filaments de tissu cellulaire mortifié. Avec une petite seringue, nous pénétrions dans les intestins musculaires sous la peau, de manière à enlever le plus possible toute la matière putride.

Cette pratique est longue, ennuyeuse pour le médecin, mais dans la plupart des cas, à moins d'accidents généraux graves, j'ai vu la détersion de la plaie s'obtenir rapidement.

La cautérisation par le feu était ensuite employée avec bien plus de certitude et de succès.

C'est surtout pour les amputations où la pourriture d'hôpital s'infiltrait profondément sous la peau et dans les interstices musculaires, que cette pratique nous a paru avantageuse. Une compression circulaire légère ramenait ensuite les parties au contact entre elles.

Malheureusement, au milieu de nos épidémies, les médecins sont rares et les malades nombreux, cependant tous ceux-ci doivent être pansés, et l'on ne peut consacrer à chacun le temps qui serait nécessaire.

Ces lavages ont été exécutés avec le même succès, soit avec l'eau et l'alcool camphré, soit avec le vin aromatique plus ou moins étendu d'eau.

Cette pratique, à laquelle, du reste, je n'attache qu'une importance de détail, et qui ne touche en rien à la question fondamentale de thérapeutique, nous a rendu beaucoup de service dans la première forme de pourriture d'hôpital, elle a été d'un effet à peu près nul dans la forme ulcérante couenneuse.

Pour cette dernière, nous avions essayé de détacher avec la spatule ou avec un linge très-fin, la couenne grise

qui recouvrait les plaies, cela avant d'appliquer les différents topiques médicamenteux.

Loin d'être favorable, cette pratique nous a paru nuisible.

Les irrigations froides continues sur la surface de la
plaie laissée a nu, ont mal réussi dans les deux formes de
typhus des plaies, malgré les signes d'inflammation que
la plaie présentait. Ces irrigations froides n'ont pas été
plus heureuses pour les plaies mises à l'abri du contact de
l'air par un pansement simple.

Doit-on renouveler souvent les pansements? Si, d'une
manière générale, on peut dire qu'une plaie dont la
marche est régulière ne doit être pansée que le plus rarement possible; dans le cas présent, les pansements
doivent être renouvelés au moins deux fois par jour. Les
humeurs des plaies sont en si grande abondance et si fé-
tides, qu'on a intérêt à les empêcher de séjourner, soit
sur la plaie, soit sur les tissus ambiants, qui sont mis alors
dans une sorte de macération par la sanie putride.

Comme complément du traitement local et général,
nous avons à indiquer les soins hygiéniques pratiqués
chaque jour dans nos salles.

1° Aération aussi largement que possible;

2° Lavage des planches avec de l'eau de mer ou de
l'eau douce, de onze heures du matin à midi en hiver, et
deux fois par jour en été, le matin à cinq heures et à
deux heures le soir. Ces lavages ne se faisaient pas à
grande eau, mais au moyen de lambeaux de couvertures
de laine trempés dans l'eau, qui ensuite est exprimée par
torsion.

On a ainsi un linge humide et on évite de faire péné-
trer l'eau entre les lames mal jointes du plancher.

Lorsque, malgré nos recommandations, on a fait des lavages à grande eau, celle-ci, en se mêlant à la poussière et aux détritus de tout genre qui existaient au-dessous du plancher, donnait lieu à des exhalaisons d'une odeur infecte.

Immédiatemement après ces lavages réguliers, on passait partout un linge trempé dans une solution concentrée de sulfate de fer. Le tout était ensuite abstergé avec un linge sec. Au-dessous de chaque septième lit, on disposait un vase en terre contenant du chlorure de chaux. Le matin et le soir on remuait avec de l'eau acidulée la poussière contenue dans le vase. Le chlorure était renouvelé tous les cinq jours.

Quand nous avons eu des salles entièrement libres momentanément, comme à Canlidjé, où nous avions beaucoup de petites salles, toutes les ouvertures étaient fermées avec soin, et on opérait pendant cinq ou six heures des dégagements de gaz azoteux, après quoi, la salle était aérée pendant un jour et rendue au service le lendemain.

La propreté des lits était entretenue avec la plus grande attention.

Les lieux d'aisance étaient lavés tous les jours deux fois avec une solution concentrée de sulfate de fer.

Malgré toutes ces précautions hygiéniques strictement exécutées, le typhus a fait beaucoup de victimes.

N'aurions-nous pas de plus grands malheurs à déplorer, n'aurions-nous pas des reproches à nous adresser, si nous avions négligé la pratique des moyens hygiéniques conseillés par la science ?

www.ingramcontent.com/pod-product-compliance
Ingram Content Group UK Ltd.
Pitfield, Milton Keynes, MK11 3LW, UK
UKHW021432090726
13657UKWH00003B/1047